Dursun Yıldız

O futuro da Ásia Central

AF550874

Dursun Yıldız

O futuro da Ásia Central

ScienciaScripts

Imprint
Any brand names and product names mentioned in this book are subject to trademark, brand or patent protection and are trademarks or registered trademarks of their respective holders. The use of brand names, product names, common names, trade names, product descriptions etc. even without a particular marking in this work is in no way to be construed to mean that such names may be regarded as unrestricted in respect of trademark and brand protection legislation and could thus be used by anyone.

Cover image: www.ingimage.com

This book is a translation from the original published under ISBN 978-3-659-68470-8.

Publisher:
Sciencia Scripts
is a trademark of
Dodo Books Indian Ocean Ltd. and OmniScriptum S.R.L publishing group

120 High Road, East Finchley, London, N2 9ED, United Kingdom
Str. Armeneasca 28/1, office 1, Chisinau MD-2012, Republic of Moldova, Europe
Managing Directors: Ieva Konstantinova, Victoria Ursu
info@omniscriptum.com

Printed at: see last page
ISBN: 978-620-8-58618-8

Copyright © Dursun Yıldız
Copyright © 2025 Dodo Books Indian Ocean Ltd. and OmniScriptum S.R.L publishing group

ÍNDICE DE CONTEÚDOS

Agradecimentos

Gostaria de expressar a minha gratidão a quem me acompanhou ao longo deste livro; a todos os que me apoiaram, leram, fizeram comentários, permitiram-me citar as suas observações e ajudaram na edição e na conceção. Gostaria de agradecer a Abdul Rahim Qayyumi, Ediz Ekinci, Embaixador (R) Nuri Yildirim, Molla Gurani Kog e a todos os meus amigos que me encorajaram.

Prefácio

A água liga-nos da forma mais fundamental. Não podemos sobreviver sem ela. Além disso, a água está intrinsecamente ligada aos desafios mais imediatos que enfrentamos atualmente, incluindo a segurança alimentar, a saúde, as alterações climáticas, o crescimento económico e a redução da pobreza. Os problemas de gestão da água na Ásia são atualmente graves - uma em cada cinco pessoas (700 milhões) não tem acesso a água potável e metade da população da região (1,8 mil milhões de pessoas) não tem acesso a saneamento básico. À medida que as taxas de crescimento populacional e de urbanização na região aumentam, a pressão sobre os recursos hídricos da Ásia está a intensificar-se rapidamente. Prevê-se que as alterações climáticas venham a agravar a situação. De acordo com o Painel Intergovernamental sobre as Alterações Climáticas, prevê-se que, até 2050, mais de mil milhões de pessoas, só na Ásia, sofram impactos negativos nos recursos hídricos em consequência das alterações climáticas. Os peritos estimam que a redução do acesso à água doce terá uma série de consequências, incluindo a diminuição da produção alimentar, a perda da segurança dos meios de subsistência, a migração em grande escala dentro e fora das fronteiras e o aumento das tensões e instabilidades geopolíticas. De facto, devo também referir que a água não é escassa, mas é gerida de forma insuficiente na região. Quando estive na Ásia Central para investigar as questões da água transfronteiriça e da segurança da água em 2011 e 2015, apercebi-me de que não era importante "o que fazer e não fazer", mas sim resolver os conflitos relacionados com a água nesta região a médio prazo.

Dursun Yildiz

fevereiro de 2016/Ankara-Turquia

Capítulo 1

Visão geral

Resumo

Ts Nações Unidas prevêem que até três em cada quatro pessoas em todo o mundo poderão ser afectadas pela escassez de água.

Os problemas relacionados com a água são particularmente graves e há muito que a água tem sido uma das principais causas de conflito na Ásia Central.

A população da Ásia Central aumentou em quase dez milhões de pessoas desde 2000 e as limitadas terras aráveis estão a ser esgotadas pela utilização excessiva e por métodos agrícolas obsoletos[1]. À medida que as taxas de crescimento da população e de urbanização na Ásia Central aumentam rapidamente, a pressão sobre os recursos hídricos da região intensifica-se. Prevê-se que as alterações climáticas venham a agravar significativamente a situação.

Os peritos concordam que a redução do acesso à água doce terá um conjunto de consequências em cascata, incluindo a diminuição da produção alimentar, a perda da segurança dos meios de subsistência, a migração em grande escala dentro e fora das fronteiras e o aumento das tensões e instabilidades económicas e geopolíticas.

[1]Relatório do ICG 2104 "Water Pressures in Central Asia Europe and Central Asia Report" N°233 | 11 de setembro de 2014 International Crisis Group.

Com o tempo, estes efeitos terão um impacto profundo na segurança em toda a região. A importância da água como meio de segurança a vários níveis está a aumentar na Ásia Central.

É evidente que a maioria dos problemas hídricos da Ásia Central não se deve a uma escassez efectiva, mas sim a uma má governação da água. Como tal, podem ser resolvidos através de uma governação mais eficaz e de melhores práticas de gestão.

O nexo entre um recurso essencial como a água e a segurança abrange a segurança física individual, os meios de subsistência, a saúde e o bem-estar humano, bem como a realização do potencial de cooperação entre os Estados-nação e as jurisdições subnacionais.

O livro destaca a importância da água como fonte de conflito e também como oportunidade de cooperação entre governos e comunidades. O livro também chama a atenção para alguns dos mais significativos desafios actuais e futuros relacionados com a água que a região enfrenta - desde as disputas sobre a água.

Apesar de toda a sua complexidade, a questão da água é provavelmente a que oferece alguma oportunidade de solução. Como observou um especialista suíço em água, "a água pode ser um fator de conflito, mas também pode ser um fator de paz".

Ligar os desafios da água à segurança

A água como preocupação de segurança está a começar a ganhar atenção em todo o mundo. Os investigadores e as organizações internacionais estão a desenvolver indicadores específicos para considerar as bacias hidrográficas que podem ser vulneráveis ao stress ecológico e aos conflitos daí resultantes. O primeiro estudo exaustivo a examinar as "bacias em risco" de conflitos sobre recursos de água doce foi publicado em 2003 por Yoffee, Wolf e Giordano[1] , no qual identificaram os seguintes critérios-chave para delinear áreas de alto risco

- Elevada densidade populacional (mais de 100 pessoas por quilómetro quadrado).
- Produto interno bruto per capita baixo (menos de 765 dólares por pessoa).
- Relações globalmente hostis entre os países que partilham o recurso.
- Grupos minoritários politicamente activos.

[1] Yoffe S., Wolf T.A., e Giordano M., 2003 "Conflict And Cooperation Over International Freshwater Resources: Indicators Of Basins At Risk", Journal Of The American Water Resources Association, Associação Americana de Recursos Hídricos, outubro de 2003.

- Propostas de grandes barragens ou outros projectos de desenvolvimento hídrico.
- Tratados limitados ou inexistentes em matéria de água doce.

Embora esta análise inicial não tenha considerado algumas das áreas de preocupação mais actuais, como as alterações climáticas, 9 das 12 bacias em risco estavam localizadas na Ásia.

Grande parte da informação popular sobre segurança da água tem sido polarizada entre aqueles que acreditam que podem surgir conflitos devido à escassez de água e aqueles que consideram essa abordagem sensacionalista e apontam para a escassez de "guerras da água". De facto, a ambivalência em relação à água como fonte potencial de conflito, bem como agente de cooperação, tem sido objeto de investigação considerável. O registo histórico demonstra que as questões relacionadas com a água geraram mais cooperação do que conflitos. De acordo com Yoffee, Wolf e Giordano ,[2] 28% de todos os eventos internacionais relacionados com a água registados entre 1948 e 1999 foram conflituosos, enquanto dois terços foram cooperativos.

A ausência de grandes conflitos em torno da água sugere que devemos considerar mais seriamente os aspectos cooperativos da hidropolítica. Ao mesmo tempo, temos de reconhecer que o passado pode não ser uma base adequada para tirar conclusões sobre o potencial de futuros conflitos decorrentes de questões de segurança da água.

As pressões demográficas e a dinâmica da escassez de recursos nas próximas décadas não terão precedentes e o potencial de conflitos desencadeados pelos impactos diretos e indirectos de um abastecimento de água cada vez mais volátil não deve ser subestimado, particularmente à luz das crescentes preocupações com as alterações climáticas. Porque as consequências das alterações climáticas podem alterar a fiabilidade dos actuais sistemas de gestão da água e das infra-estruturas relacionadas com a água.

---

[2] Yoffe S., Wolf T.A., e Giordano M., 2003 "Conflict And Cooperation Over International Freshwater Resources: Indicadores de bacias em risco", Journal Of The American Water Resources Association, Associação Americana de Recursos Hídricos, outubro de 2003.

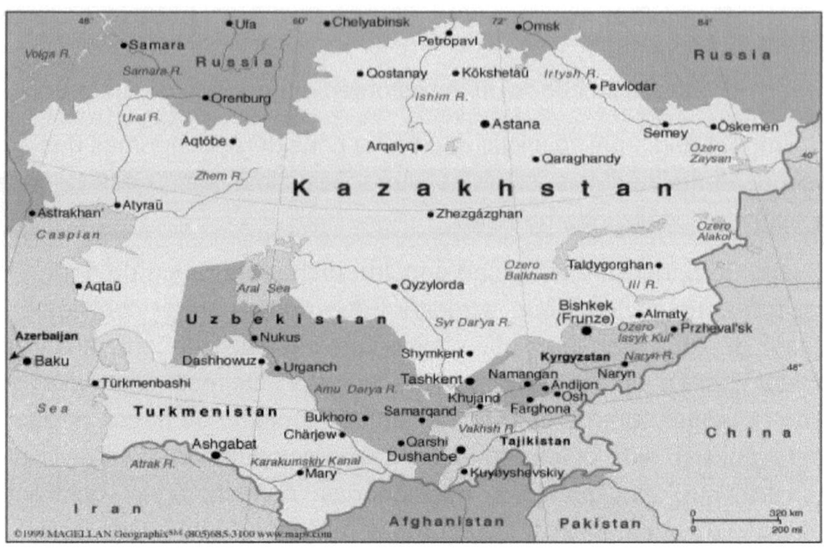

Figure 1.Central Asia (Yıldız 2011 a)

A era da URSS

As águas estratégicas da Ásia Central Seyhun (Syr Darya) e o rio Ceyhan (Amu Darya) tinham baixo potencial para causar problemas na era da URSS por terem sido geridas por decisões de Moscovo e através de planeamento central. Em 1988, foram criadas duas agências de gestão da água (Бассейновое Водное Объединение, BVOs) para controlar o caudal do Syr Darya e do Amu Darya, ambas com sede no Uzbequistão. Trabalhavam em conjunto com o Gosplan, o Comité de Planeamento do Estado, que tinha a última palavra sobre toda a vida económica da União Soviética e estabelecia quotas de água e acordos de troca de energia em consulta com os ministérios, incluindo os da agricultura, energia, recuperação de terras e recursos hídricos. A prioridade máxima foi sempre a produção de algodão [345] .

No entanto, a situação alterou-se após o colapso da URSS. Uma das questões mais importantes após a independência dos países da Ásia Central era a de saber como manter as barragens hidroeléctricas a montante e o sistema de irrigação a jusante, que eram resíduos da era da URSS. Agora, os interesses dos países tinham de se impor. Como seria efectuada a gestão

---

[3] Peter Sinnott, Robert A. Lewis (ed.), Geographic Perspectives on Soviet Central Asia (Nova Iorque, 1992)
5

transfronteiriça da água na Ásia Central nestas condições em mutação? A resposta a este problema estava diretamente relacionada com o futuro da região.

Nestas novas condições, a exploração das estruturas hídricas, bem como as novas barragens que os países a montante planeavam construir, ou mesmo que se preparavam para construir, começaram a causar tensões na região. Os recursos hídricos começaram a ser vistos como recursos naturais nacionais e não colectivos. A água na Ásia Central começou a ser politizada.

Isto resultou numa abordagem dos recursos hídricos na região em termos de proteção ou defesa dos interesses nacionais. Assim, as questões da água começaram a ser vistas como um elemento que ameaça a segurança regional. Por exemplo, em fevereiro de 2009, o Presidente do Uzbequistão, Karimov, declarou perante o Conselho de Ministros que os recursos hídricos do país estavam ameaçados e que era necessário proteger os direitos das gerações futuras da nação uzbeque.

Em 2008, a União Europeia anunciou que a gestão dos recursos hídricos na Ásia Central era a questão ambiental mais sensível e que, se não fosse tratada em conformidade, poderia transformar-se a médio prazo numa grave ameaça à segurança de toda a região.

Dada a situação atual das águas estratégicas da bacia do Mar de Aral, surgem duas categorias de países. O primeiro grupo é constituído pelos países a montante, como o Tajiquistão e o Quirguizistão, que utilizam a água para produzir energia hidroelétrica, não a consumindo, mas libertando-a de novo no leito do rio. O outro grupo, constituído pelo Uzbequistão, Cazaquistão e Turquemenistão, consome a água sobretudo para irrigação, o que faz com que menos água chegue ao Mar de Aral. O acordo manteve os níveis da era soviética, mas deu aos OVB a possibilidade de ajustar as atribuições em 15% para cima ou para baixo.

Ao acordo de Almaty foram acrescentados numerosos outros acordos, de eficácia variável, mais de três dúzias só no rio Syr Darya. Embora o sistema ainda esteja em vigor, pouco se conseguiu[6] . Além disso, a intenção original dos acordos foi abandonada.

---

[6] "Central Asia Regional Water, Environment and Energy Agreements", Universidade do Texas. www.ce.utexas.edu/prof/mckinney/papers/aral/central_asia_regional_water.htm.

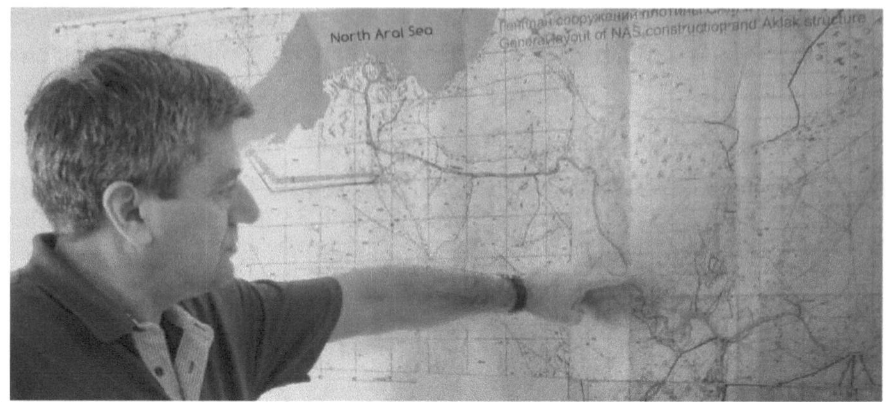

Foto1. O autor encontra-se no Gabinete de Projeto da Barragem de Aklak - Mar de Aral Norte, Cazaquistão. 24 de maio de 2011.

Potencial hídrico da Ásia Central

As principais fontes de água na Ásia Central são os rios Syr Darya e Amu Darya, alimentados principalmente pela neve e pelo degelo dos glaciares das cadeias montanhosas de Pamir, Hindu Kush e Tien Shan[7]

O Amu Darya chega ao Mar de Aral atravessando o deserto de Karakum, num percurso de 2 400 km. Durante esta viagem, o Amu Darya passa por cinco países e forma a fronteira. Estes países são o Turquemenistão, o Uzbequistão, o Quirguizistão, o Tajiquistão e o Afeganistão. Das águas deste rio, 80% provêm do Tajiquistão, 8% do Afeganistão, 6% do Uzbequistão, 3% do Quirguizistão e 3% do Turquemenistão e do Irão. (Quadro 1)

Tabela 1. Formação do fluxo de superfície na bacia do Mar de Aral

Países	Rio Amu-Darya		Rio Syr-Darya		Total	
	km^3	%	km^3	%	km^3	%
Cazaquistão	0.00	0.00	4.50	12.12	4.50	3.89
Quirguizistão	1.90	2.42	27.40	73.77	29.30	25.35
Tajiquistão	62.90	80.17	1.10	2.96	64.00	55.36
Turquemenistão com o Irão	2.78	3.54	0.00	0.00	2.78	2.40
Uzbequistão	4.70	5.99	4.14	11.15	8.84	7.65
Afeganistão	6.18	7.88	0,00	0,00	6.18	5.35
Total	78.46	100.00	37.14	100.00	115.60	100.00

Fonte: Fundamentals of Water Strategy of the Aral Sea Basin, 1996.

7 Stefan Klotzli, A crise da água e dos solos na Ásia Central: A Source for Future Conflicts? (Zurique, 1994).

Quadro 2. Recursos hídricos subterrâneos da bacia do Mar de Aral

Estado	Ano de estimativa	Recursos regionais noAno	Recursos disponíveis comprovados, km'/ano
Cazaquistão	1990	1,845	1,224
Quirguizistão	1990	992	688
Tajiquistão	1994	18,230	6,016
Turquemenistão	1994	3,033	1,120
Uzbequistão	1990	19,679	6,781
Total		43,769	15,829

Fontes: Fundamentals of Water Strategy of the Aral Sea Basin, 1996.

O Syr Darya, bem alimentado pela neve e pelos glaciares das montanhas Tien Shan a norte das montanhas Pamir, chega ao Mar de Aral depois de passar por quatro países com uma área de captação de cerca de 2 500 km (Quirguizistão, Uzbequistão, Tajiquistão, Uzbequistão e Cazaquistão). Das águas deste rio, 74% provêm do Quirguizistão, 12% do Cazaquistão, 11% do Uzbequistão e 3% do Tajiquistão. (Quadro 1).

O quadro 2 apresenta os recursos hídricos subterrâneos da bacia do Mar de Aral. Este mostra que o potencial de água subterrânea do Tajiquistão e do Uzbequistão é superior ao de outros países.

• Existem 7 países na Ásia Central que possuem águas transfronteiriças, dois rios principais e um grande lago. Destes, cinco são actores principais em termos de água e os restantes dois são secundários.

• A contribuição para os rios destes países tem sido desigual. O Turquemenistão é o único país da região que utiliza grandes quantidades de água, embora não contribua para estes rios. Por conseguinte, existe uma situação de desigualdade em termos de contribuição para os recursos hídricos e de utilização dos mesmos.

• Dentro das fronteiras dos países da Ásia Central estão localizados 22 grandes e pequenos rios e sistemas hídricos. Além disso, a utilização tradicional da água na região está a mudar rapidamente e os países a montante estão a utilizar mais água do que no passado.

• Dos 39 reservatórios existentes na região, remanescentes da era da URSS, 22 estão localizados no rio Seyhan e 17 no rio Seyhan. Estas deveriam entrar em funcionamento, sendo rapidamente reparadas e tornadas funcionais.

• Em 2000, a região foi afetada por uma seca. As águas da região trazem, decenalmente, menos 20 mil milhões de m^3 de água do que o caudal médio a longo prazo.

• O Quirguizistão reteve água durante a seca de 2000. Bem no inverno, libertou a água de forma a criar uma inundação, deixando 120 000 ha de terras irrigadas no Uzbequistão e no Cazaquistão expostas a inundações.

• A população da região atingiu 68,7 milhões em 2015[8] que era de 22 milhões em 1959.

• Quase metade das áreas irrigadas na bacia do Aral está a ter problemas devido à elevada salinidade.

• Há água na região, mas não há uma gestão racional, deliberada e eficiente da água.

Investigações recentes revelaram que o consumo de água para fins agrícolas na Ásia Central é aproximadamente o dobro do consumo dos países industrializados. A razão mais importante para esse grande consumo de água é o facto de os sistemas de irrigação estarem desgastados e danificados. Os esforços de reabilitação destes sistemas efectuados nos últimos 10 anos continuaram a ser muito insuficientes. Por conseguinte, não foi possível registar progressos suficientes na prevenção das perdas de água. Além disso, os esforços de alguns países da região para garantir a procura de água, em vez de tentarem reduzir o consumo de água nas suas indústrias mais consumidoras de água, levaram à continuação de um consumo elevado.

Quando falamos dos rios da Ásia Central alimentados pela neve e pelos glaciares, devemos também mencionar o efeito das alterações climáticas nos recursos hídricos.

A influência das alterações climáticas nos recursos hídricos

Sulton Rahimov, antigo presidente do comité executivo do Fundo Internacional para a Salvaguarda do Mar de Aral (IFAS), referiu-se a este ponto crítico no seu valioso artigo (Rahimov 2009) da seguinte forma

"Os glaciares da Ásia Central sofreram alterações consideráveis devido às alterações climáticas globais. De acordo com alguns dados, nas últimas

[8] Folha de dados sobre a população mundial de 2015 http://www.prb.org/pdf15/2015-world-population-data-sheet_eng.pdf

décadas a sua superfície diminuiu 30-35%. As alterações nas áreas de glaciares e a nevação de uma zona de formação de fluxo podem ter uma influência considerável nos regimes hidrológicos e nos recursos hídricos. Considerando o papel fundamental desempenhado pelos recursos hídricos no desenvolvimento socioeconómico dos países da região , esta tendência pode ter consequências negativas importantes nas próximas décadas."

Atualmente, na Ásia Central, verifica-se uma redução intensiva das glaciações, o que explica o aumento da temperatura geral de fundo e a alteração da natureza da precipitação. As fontes mostram que durante o período 1956-1990, os recursos glaciares da Ásia Central foram reduzidos em mais de três vezes, e continuam a ser reduzidos a uma taxa média de 0,6-0,8% por ano da área do glaciar e cerca de 0,1% do volume de gelo (Seversky; Tokmagamb- etov, 2004).

No seu valioso artigo (Rahimov 2009),[9] sublinhou que "As observações mostram que as alterações climáticas têm uma influência considerável no regime hidrológico do escoamento superficial. Nas regiões onde a maior parte do caudal fluvial é atualmente constituída por águas de degelo, os valores máximos de caudal passarão da primavera para o inverno, enquanto a maior parte da precipitação cairá sob a forma de água, devido às elevadas temperaturas do ar. O aumento do caudal dos rios em latitudes elevadas - *e* também a sua diminuição - é caraterístico da Ásia Central".

Em 2012, os investigadores que desenvolveram um modelo de clima, gelo terrestre e precipitação-fluxo para o Syr Darya concluíram que é provável que as alterações climáticas afectem seriamente o regime de escoamento do rio: a neve derreterá mais cedo, devido ao aumento do escoamento do degelo dos glaciares; consequentemente, será acumulada menos água e estará disponível para a irri- gação no verão, porque os afluentes a jusante não dispõem de instalações de armazenamento suficientes. A zona de maior risco é o vale do Ferghana, densamente povoado, especialmente a parte uzbeque. A aposta de que o degelo dos glaciares e da neve pode significar um aumento da disponibilidade de água, pelo menos a curto prazo, seria arriscada .[10]

No resumo geral da região da Ásia Central, FAO, 2013, é salientado que

[9] Sulton Rahimov, antigo presidente do comité executivo do Fundo Internacional para a Salvaguarda do Mar de Aral (IFAS)

[10] Siegfried et al., "Will climate change exacerbate water stress in Central Asia?", op. cit. Tobias Siegfried, da Hydrosolutions Ltd, liderou os investigadores.

"a maior parte do caudal do Amu Darya e do Syr Darya provém da precipitação e da neve derretida nas montanhas. Estima-se que a redução da contribuição do degelo dos glaciares poderá reduzir os caudais na bacia do Amu Darya em 5-15% até 2085 e, nos anos mais secos, poderá atingir 35% da descarga atual. Embora exista um elevado grau de incerteza estatística, esta é claramente uma ameaça muito real que não pode ser ignorada em quaisquer planos futuros para os recursos hídricos da bacia. Assim, na pior das hipóteses, dentro de 80 anos, é possível que em anos extremos só seja possível satisfazer metade da atual procura de água[11] ."

A região mais crítica: Bacia do Mar de Aral

O problema da partilha da água na bacia do Mar de Aral (Fig. 2) é o mais importante litígio sobre a água na região da Ásia Central. Os problemas registados na bacia centraram-se especialmente nos rios Syr Darya e Amu Darya devido à quantidade excessiva de água que transportam, à sua extensão e ao facto de atravessarem mais de três países. No entanto, também se registam problemas semelhantes em todos os principais rios dos cinco países da região. Os principais rios transfronteiriços da região da Ásia Central são o Irtysh e o Ishym a leste, o Chu, o Talas, o Syr Darya e o Amu Darya a sul, o Ural a oeste e o Ishim e o Tobol a norte.

Preocupações transfronteiriças com a água na Ásia

A Ásia Central é rica em recursos hídricos. No entanto, mais de 90% da água desta vasta região está concentrada no Quirguizistão e no Tajiquistão, onde nascem os dois principais rios da região - o Syr Darya e o Amu Darya. O Uzbequistão e o Cazaquistão são os principais consumidores de água da região; só o Uzbequistão consome mais de metade dos recursos hídricos da região, em grande parte para a agricultura. O Quirguizistão e o Tajiquistão controlam a água de que necessitam os outros Estados da Ásia Central, que, por sua vez, encaram a água como um meio de influência estratégica. Desde que a dissolução da União Soviética pôs fim ao sistema centralizado de gestão dos recursos hídricos, que vigorava há décadas, a concorrência pela água tem vindo a aumentar a um ritmo preocupante na Ásia Central, uma região que já está repleta de tensões políticas e étnicas. Com as actuais disputas fronteiriças e as secas recorde na região, os conflitos sobre a água irão provavelmente aumentar. A água também desempenhará um papel fundamental na

---

[11] "Resumo geral da região da Ásia Central", FAO, 2013.

reconstrução económica do Afeganistão, uma vez que a cooperação regional sobre o Amu Darya será necessária para revitalizar o sector agrícola do país.

1. As questões relacionadas com a utilização conjunta dos recursos hídricos e o potencial de energia hídrica da bacia do Mar de Aral estão cada vez mais no centro de debates acesos nas cimeiras da SCO (Organização de Cooperação de Xangai) e da EURASEC (Comunidade Económica Eurasiática). A razão para tal é clara. A água é vital para os países da Ásia Central e a coordenação da utilização partilhada da água está a tornar-se cada vez mais problemática.

2. Os países da Ásia Central são estreitamente interdependentes no que respeita à utilização da água. A maior parte da água na bacia do Mar de Aral provém das águas fluviais a montante, enquanto no Cazaquistão, Turquemenistão e Uzbequistão a água é sobretudo utilizada para irrigação nas zonas a jusante. A procura concorrente de água na região excedeu consideravelmente a oferta durante muito tempo. No futuro, a escassez de água na Ásia Central só irá agravar-se devido ao aumento da população, ao desenvolvimento da produção industrial e agrária e à expansão da irrigação.

3. Nestas circunstâncias, a regulação dos modelos hidrológicos dos rios Syr-Darya e Amu-Darya está a tornar-se extremamente importante. Os países situados nas zonas a jusante tendem a utilizar a maior parte da sua água durante o verão para irrigação. Os países situados nas zonas a montante têm de utilizar a água para a produção de energia. As diferenças sazonais na procura de água geraram abordagens contraditórias à utilização transfronteiriça da água entre os dois grupos de países. O problema é agravado pela diminuição do Mar de Aral, cujas consequências se fazem sentir a nível mundial, e pelas inundações de inverno causadas pela drenagem excessiva dos reservatórios.

4. O Tajiquistão e o Quirguizistão têm uma vasta capacidade de produção de energia hidroelétrica, mas dependem fortemente do fornecimento de hidrocarbonetos de outros países da região. Durante o inverno de 2008, a eletricidade e o aquecimento públicos foram completamente cortados no Tajiquistão; a produção de alumínio na fábrica de alumínio do Tajiquistão, a principal fonte de divisas do país, caiu drasticamente.

5. O potencial de energia hidroelétrica renovável da Ásia Central está estimado em 460 mil milhões de kWh por ano, mas, atualmente, menos de 10%

desse potencial é utilizado. A energia é produzida principalmente no Tajiquistão e no Quirguizistão.

6. O baixo nível de independência energética e o potencial dos recursos hídricos explicam a vontade do Tajiquistão e do Quirguizistão de desenvolver a energia hidroelétrica nos seus países. No entanto, estes países não dispõem de recursos para financiar a construção de centrais hidroeléctricas e são obrigados a procurar financiamento externo. Os países da região têm atitudes diferentes em relação à construção de centrais hidroeléctricas, o que constitui um obstáculo ao investimento externo em tais projectos. Existem muitos exemplos em todo o mundo de cooperação bem sucedida na regulação dos recursos hídricos em benefício de todos os participantes.

7. A resolução das questões relativas à utilização partilhada dos recursos hídricos e energéticos na Ásia Central reveste-se de uma enorme importância económica, ecológica, política e internacional, uma vez que constitui um fator essencial para a preservação da estabilidade, da prosperidade económica e da segurança ecológica nesta região. As questões mais importantes a este respeito são a gestão dos recursos hídricos e energéticos e a promoção de investimentos significativos a longo prazo em projectos de energia hidroelétrica.

8. O Banco Eurasiático de Desenvolvimento reconhece os problemas dos sectores da água e da energia e está a estudar a possibilidade de participar em projectos de energia hidroelétrica na Ásia Central que respondam às necessidades contraditórias dos Estados ribeirinhos e promovam a integração na região.

Capítulo 2

Razões da água (gestão) Problema

Resumo

Muitas pessoas e organizações vêem os problemas da água na Ásia Central como uma consequência direta da decisão da economia da URSS de aumentar excessivamente a produção de algodão na região. No entanto, este ponto de vista não é inteiramente verdadeiro. Antes de mais, este problema não é um problema de água, mas sim um problema de gestão da água, tendo surgido uma crise ambiental em resultado desta decisão e não uma crise de água. Esta crise deveu-se à redução da água no rio. No entanto, os efeitos da degradação ambiental na região foram mais dominantes do que os da redução da água.

Raiz dos problemas

O segundo fator predominante é que o planeamento regional dos recursos hídricos e energéticos não foi concluído durante o período da URSS. Nessa altura, a URSS tinha elaborado um plano centralizado de água e energia para a região. Por conseguinte, esta decisão não era para um único país, mas sim uma decisão de planeamento regional para planear centralmente os recursos naturais da região durante o período da URSS. Por esse motivo, as quotas de utilização da água na região foram determinadas com base nesta abordagem de planeamento. Consequentemente, foi decidida a construção da barragem de Nurek e da barragem de Rogun no Tajiquistão, bem como da barragem de Toktogul no Quirguizistão. A construção destas barragens, a barragem de Nurek, no Tajiquistão, começou em 1961 e foi concluída em 1972. Esta barragem, que se destina à produção de energia e à irrigação, tem atualmente a distinção de ser a barragem mais alta do mundo. A montante da barragem de Nurek, no Tajiquistão, a construção da barragem de Rogun, que é mais alta (335 m) do que esta, foi iniciada em 1976, também durante o período da URSS. Por outras palavras, com o início da construção de uma outra barragem, a barragem de Rogun, em 1976, com 335 m de altura, depois de a barragem mais alta do mundo, a barragem de Nurek, ter entrado em funcionamento em 1972, a infraestrutura energética planeada para a região foi tentada a ser concluída numa direção de planeamento central. Embora esta barragem estivesse planeada para entrar em funcionamento em 1993, a turbulência interna começou em 1990, a URSS desintegrou-se em 1991 e uma grande inundação atingiu a área do projeto em 1993. A barragem não pôde ser concluída por razões muito importantes como estas.

A conclusão da barragem de Rogun aliviaria grandemente o Tajiquistão. Do mesmo modo, o Tajiquistão beneficiaria de uma produção de energia barata em relação aos países a jusante que tinham recebido grandes quantidades de água em resultado de políticas de facto aplicadas durante a era da URSS. No entanto, no período da URSS, o capítulo da irrigação dos planos de desenvolvimento regional da Ásia Central foi implementado, enquanto o capítulo da produção de energia hidroelétrica ficou aquém do esperado devido ao colapso da URSS.

Barragens não concluídas

O facto de ter faltado uma parte do planeamento para a região em aplicação levou a que o equilíbrio planeado entre a utilização da água para fins agrícolas e a satisfação das necessidades energéticas dos países fosse prejudicado.

Por outras palavras, se todas as barragens deste processo de planeamento tivessem sido totalmente concluídas, a hidropolítica da bacia do Amu Darya teria sido totalmente diferente da atual. Os países da região teriam implementado políticas em matéria de recursos hídricos destinadas a proteger os seus interesses nacionais após a declaração de independência. Mas a tensão que isso criou teria sido menor e poderia ter sido reduzida através da regulação conjunta do funcionamento do programa da barragem.

As condições acima referidas aplicam-se igualmente à bacia do rio Syr Darya. No rio Syr Darya, no Quirguizistão, uma enorme barragem, tal como a de Nurek no rio Amu Darya, foi concluída quase na mesma data, em 1975. Esta barragem, que é uma barragem-chave no rio Syr Darya, é de importância vital para o Quirguizistão.

No entanto, nesta bacia ocorreram quase os mesmos incidentes e, do mesmo modo, embora as barragens de Kambaratal e Kambarata 2 tenham sido iniciadas em 1986 a montante da barragem de Toktogul, não puderam ser concluídas devido ao colapso da URSS. Posteriormente, a barragem de Kambarata 2, com uma altura de 60 m, foi concluída e a construção da barragem de Kambarata 1, com uma altura de 245 m, ainda está em curso.

Em resumo, durante o período da URSS, na bacia superior do Mar de Aral, foram concluídas as enormes barragens de Nurek (Tajiquistão) e Toktogul (Quirguizistão), planeadas no Sistema Integrado de Energia da Ásia Central. No entanto, a URSS entrou em colapso antes que outras barragens no âmbito deste plano integrado (barragem de Rogun, barragem de Kambarata, etc.) pudessem ser concluídas. Nestas circunstâncias, o capítulo energético integrado do planeamento integrado dos recursos hídricos, sob a forma de energia e produção agrícola, desapareceu.

Nessa altura, foram concretizados canais de irrigação e atribuições de água para o Uzbequistão, o Cazaquistão e o Turquemenistão, mas, devido ao facto de as centrais eléctricas, que faziam parte deste planeamento, não terem sido totalmente concluídas, o Quirguizistão e o Tajiquistão, os países a montante, ficaram privados de produção de energia.

Irrigação por bombagem

Por outro lado, no período da URSS, cerca de 60% da irrigação no Uzbequistão e no Tajiquistão foi planeada para ser irrigação que requer bombeamento de baixo ou alto nível. Por exemplo, no Uzbequistão, o sistema de irrigação por bombagem foi desenvolvido para uma área de 2,2 milhões de hectares (Yildiz 2011 a). Irrigar uma área dessa dimensão por bombagem implica custos de energia muito elevados. No processo de planeamento durante o período da URSS, uma vez que se previa que a energia seria fornecida de forma mais barata a partir de grandes barragens que seriam construídas nas bacias superiores do Syr Darya e do Amu Darya, os custos da energia de bombagem não foram tidos em grande consideração. No entanto, antes da conclusão das barragens planeadas, a URSS entrou em colapso. Após este período, as vastas reservas de hidrocarbonetos no Uzbequistão e no Turquemenistão permitiram cobrir mais facilmente os custos energéticos da irrigação nestes países. No entanto, o Tajiquistão continua a ser um país que sofre as desvantagens da implementação incompleta do planeamento central da energia de irrigação.

O reconhecimento dos sistemas de irrigação e de direitos de água em vigor no período da URSS constituiu uma enorme vantagem para os países a jusante em termos de emprego, impostos e exportações. É de salientar que, apesar da oposição do Quirguizistão e do Tajiquistão ao acordo de 1992, a ordem de atribuição das taxas de água foi defendida pelos países a jusante e mantida. Assim, apesar de ter partes importantes em falta, a irrigação assumiu um papel vital nas economias destes países. Os países da bacia superior foram vitimados pelo planeamento do período da URSS, que entrou em colapso sem conseguir consumar as barragens e fundamentar o sistema central de distribuição de energia.

Quanto mais o Quirguizistão e o Tajiquistão tiverem azar neste domínio, mais se pode dizer que os países a jusante têm sorte. Esta situação vantajosa manteve-se após o desmoronamento da URSS e a descoberta de enormes reservas de petróleo e gás nestes países.

A obtenção de vantagens por parte destes países em matéria de água devido ao sistema de quotas de água de facto durante o período da URSS e, além disso, a obtenção de vantagem com os novos recursos energéticos fósseis aumentou a instabilidade económica e política em toda a região.

Principais conclusões

À luz de todas estas considerações, podem ser apresentadas as seguintes conclusões;

• A causa principal dos problemas hídricos que estão a surgir na Ásia Central não é nem o aumento da produção de algodão nem a triplicação das áreas de irrigação. Esta situação deu origem a impactos ambientais muito importantes na região. No entanto, não criou uma crise regional da água.

• A produção excessiva de algodão levou ao estabelecimento de uma ordem de produção económica em que a água era utilizada de forma intensiva. Esta ordem estabelecida tem-se mantido até à atualidade. No entanto, considerando os benefícios e a importância vital que tem vindo a proporcionar às economias dos países, verifica-se que os benefícios da produção são superiores.

• O problema da água nos países da Ásia Central é uma questão de gestão da água

problema que muitos parâmetros, tais como técnicos e económicos, o de uma crise da água.

• Atualmente, a Ásia Central não sofre com a quantidade de água, mas sim com a gestão das águas transfronteiriças.

• A conclusão das barragens planeadas e a assinatura de um acordo sobre o sistema de eletricidade semelhante ao acordo sobre as quotas de água durante o período da URSS alterariam consideravelmente a atual hidropolítica da Ásia Central. A não concretização deste plano veio agravar ainda mais a partilha da água na região.

• As transferências de recursos naturais e de produtos nos países da Ásia Central, regidos por uma estrutura de economia de planeamento central durante o período da URSS, levaram e continuam a gerar problemas na questão da gestão da água após o colapso da URSS.

• Pelas razões acima mencionadas, o problema da gestão dos recursos hídricos na Ásia Central é basicamente uma herança histórica das infra-estruturas do planeamento central do período da URSS e, posteriormente, da dissolução do mundo bipolar para a Ásia Central, juntamente com a sua independência.

• Os actuais problemas de gestão da água na região emergiram sobre este património histórico de infra-estruturas como uma questão estratégica suscetível de reflexos nacionais e de influência internacional.

Capítulo 3

Âmbito dos problemas da água

Ser o chefe de uma nascente em vez de ser o chefe de uma nascente.

(Provérbio do Quirguistão)

Resumo

C A Ásia Central é uma região que, nos últimos 24 anos, tem estado na mesa de xadrez do sistema internacional. Os recursos petrolíferos e de gás natural são muito importantes para o futuro da região. No entanto, a "gestão dos recursos hídricos" moldará o futuro da região.

A água é um recurso estratégico capaz de determinar o futuro da Ásia Central. No entanto, este recurso estratégico transformou-se numa bomba-relógio telecomandada devido aos problemas registados nas práticas de gestão da água na região.

Carácter único dos problemas de água na região

De facto, a geografia da Ásia Central tem algumas semelhanças com a do Médio Oriente, um dos dossiers mais antigos dos gabinetes de estratégia global. Por exemplo, as regiões são semelhantes entre si em termos de fontes de energia, relações internacionais e países onde existem recursos hídricos e desenvolvimentos na sua utilização.

Tanto na Ásia Central como no Médio Oriente, coexistem países ricos em hidrocarbonetos e pobres em água e, vice-versa, países ricos em água e pobres em petróleo e gás. Em ambas as regiões, a quantidade anual de água que os países pretendem utilizar excede a quantidade total anual de água que os rios transportam.

Os recursos hídricos em ambas as regiões são alimentados pela neve e pelo degelo dos glaciares e não pela chuva.

O Irão, embora parcialmente, é o país que contribui com águas em ambas as regiões.

Tanto na Ásia Central como no Médio Oriente, os projectos de transferência de água entre bacias foram colocados na ordem do dia, mas não puderam ser executados.

Verifica-se que alguns factores peculiares à região contribuíram para que a água se tornasse um problema na Ásia Central. Estas áreas problemáticas básicas no domínio da água podem ser enumeradas da seguinte forma (Yildiz 2011a) ;

> A contribuição dos países para a água é desigual, enquanto a procura de água é desproporcionada.

> Há esforços entre os países para ter acesso e controlar a água.

> Está a surgir um conflito entre as diferentes necessidades dos países no que respeita à procura e ao abastecimento de água.

> Embora o Turquemenistão não contribua para a água, o seu consumo excessivo e a sua utilização ineficaz da água estão a criar tensões.

> Existem problemas étnicos (tajiques, uzbeques, quirguizes) e relacionados com a utilização da água no vale de Fergana.

> O envolvimento do Irão e do Afeganistão nas questões da água na Ásia Central agravará o problema da água. Até à data, o Irão e o Afeganistão contribuem com 3% e o Afeganistão com 5% da água, mas ambos os países apenas retiram 1%.

A questão da água é abrangente

Não será de estranhar a ocorrência de várias tensões sobre a água na bacia do Mar de Aral num futuro próximo. No entanto, a médio prazo, verifica-se que é possível ultrapassar esses problemas e que existem muitas condições para a cooperação. Nomeadamente, pode dizer-se que o potencial para criar problemas no domínio da água está a aumentar na Ásia Central. No entanto, também se pode dizer que as oportunidades e os esforços para resolver os problemas foram aumentados em comparação com o passado.

Ao avaliar o problema da água na Ásia Central, surgem questões específicas;

• A utilização da água na Ásia Central tem uma correlação muito importante com o desenvolvimento e o crescimento económico dos países,

• É necessário adotar uma perspetiva mais ampla para a solução dos problemas e utilizar uma retórica política mais suave na região,

• As diferentes políticas que os países seguem para o desenvolvimento económico aumentarão a diferença entre os países no desenvolvimento dos recursos hídricos programas,

• Os problemas regionais relacionados com a água e os problemas ainda existentes relacionados com a utilização das terras pelos grupos étnicos terão efeitos muito negativos nas relações entre os países.

A água tem diferentes significados

"Para além dos problemas gerais, existem problemas específicos de cada região que dificultam a colaboração regional em matéria de gestão da água. Estes problemas podem ser expressos da seguinte forma: visão do direito à água como uma questão de independência nacional e atribuição de um valor e significado diferentes à água; diferenças nos níveis de poder e desenvolvimento dos países; estratégias de tensão global e suas implementações.

Problemas de água adiados

Embora a Ásia Central esteja próxima da colaboração, quer cultural quer geograficamente, e até a colaboração seja uma necessidade para a região, essa colaboração parece ser difícil a curto prazo.

Apesar dos 25 anos passados, alguns países da região ainda não conseguiram estabelecer uma ordem de gestão estável em muitos aspectos. Nem sequer foram capazes de apresentar uma vontade de aplicar os acordos assinados. Por outro lado, a maior parte dos acordos sobre a gestão da água entre os países da Ásia Central são vistos como acordos para adiar o problema e não para o resolver na origem. Além disso, a formação e o funcionamento insuficientes dos modelos institucionais dos países da região e a adaptação insuficiente às novas condições interestatais impedem os países de cumprirem as regras dos acordos em vigor.

Contribuição e utilização desiguais do caudal

"A contribuição do caudal dos países da Ásia Central para os principais rios é desigual e as exigências de utilização da água são irracionais. Os países que dão menos apoio à água querem utilizar uma parte significativa da água e estão a fazê-lo. Do total de água dos rios Syr Darya e Amu Darya (Fig. 2), 25%

provêm do Quirguizistão, 49% do Tajiquistão, 9,5% do Uzbequistão, 2,5% do Cazaquistão, 1,5% do Turquemenistão, 13,5% do Afeganistão e do Irão (Yildiz 2011a).

No que respeita à utilização desta água, após o desmembramento da URSS, apenas 3,5% das águas dos rios Syr Darya e Amu Darya foram atribuídas ao Quirguizistão e 11% ao Tajiquistão. Cerca de 90% das águas do rio Syr Darya foram atribuídas ao Uzbequistão e ao Cazaquistão e 86% das águas do rio Amu Darya foram atribuídas ao Uzbequistão e ao Turquemenistão[12] . Outro aspeto interessante destas atribuições é o facto de 43% das águas do rio Amu Darya terem sido atribuídas ao Turquemenistão, apesar de este país não ter praticamente qualquer apoio a estes rios.

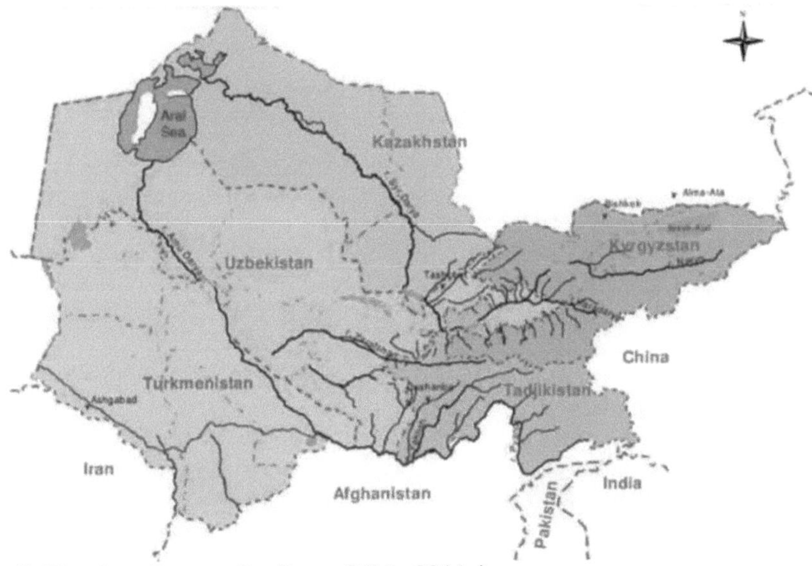

Figura 2. Rios Amu Darya e Syr Darya (Yildiz 2011a)

Em primeiro lugar, é necessário um consenso sobre a perceção da segurança

A região está a mudar rapidamente. É evidente que os poderes que tentam controlar essa mudança podem querer criar várias barreiras a esta colaboração. Para além disso, a colaboração não se estabelece apenas em relação às questões da água. É necessário um consenso sobre a perceção de

[12] Dukhovny, A.V, e Schutter, J. 2011 Water in Central Asia. Balkema 2011 Londres.

segurança da região, bem como uma colaboração abrangente e o desenvolvimento de relações de dependência mútua relativamente aos recursos hídricos e energéticos. Todas estas questões indicam que a região necessita de um período de desenvolvimento longe de conflitos. Penso que essa colaboração não é fácil para esta região, que esteve na mesa de xadrez do sistema internacional durante os últimos 24 anos e teve vários problemas de gestão da água, porque a água na Ásia Central é uma bomba-relógio telecomandada".

parece ser difícil construir uma colaboração sustentável e eficaz num futuro próximo sob a liderança de um país ou de uma organização internacional

Capítulo 4

A necessidade de uma nova hidropolítica na Ásia Central
Ásia Central

Resumo

Os países da Ásia Central da região, após 1991, começaram a enfrentar disputas contínuas sobre a quantidade e a qualidade da água dos principais rios. A causa principal desta disputa, que também decorre da nova situação geopolítica na região, é a emergência da água como um recurso internacional após a independência dos países. Neste novo período, os países da região tornaram-se dependentes, em vários graus, da água proveniente de outros países ribeirinhos independentes. Durante este período, começaram a ser postos em causa não os interesses comuns das repúblicas socialistas, como acontecia no passado, mas os interesses nacionais dos países independentes. Neste sentido, alguns dos países da região que detinham recursos vitais e estratégicos como a água começaram a valorizar a questão em termos dos seus próprios interesses. É difícil, num curto espaço de tempo, chegar a um acordo com países que começam a considerar a água como um recurso nacional que deve ser protegido com consciência nacional. No entanto, a distribuição desigual dos recursos hídricos na região, a necessidade de libertar água dos países ribeirinhos a jusante para irrigação agrícola e a exigência de libertar a água de que necessitam durante os meses da primavera e do verão tornaram ainda mais tensas as relações hidropolíticas da região.

Embora os países da região, durante 20 anos após a conquista da independência, tenham assinado alguns acordos para resolver problemas de utilização da água, não conseguiram cumprir esses acordos de forma decente. O facto mais básico gerado pelo não cumprimento das disposições desses acordos é a falta de confiança e a formação de normas universais nas relações internacionais. Além disso, são necessários novos passos para compreender as relações entre os países das bacias hidrográficas a montante e a jusante.

Tal como já foi referido, esta falta de confiança mútua afectou as relações entre os países que utilizam as águas do rio Seyhun (Syr Darya) e começou a criar hostilidades. Em geral, estas diferenças de opinião entre os países ribeirinhos, independentemente da localização geográfica dos países na bacia, podem criar vários problemas. Por exemplo, enquanto um país a jusante sofre de graves problemas económicos devido à falta de água para irrigação no verão e às inundações no inverno, um país a montante pode sofrer de frequentes faltas de energia. Por conseguinte, os recursos hídricos e energéticos devem ser tratados em conjunto para a cooperação na região. Neste contexto, o Cazaquistão celebrou um acordo com o Quirguizistão para salvaguardar a água numa altura do ano em que esta é necessária, em troca do fornecimento de fontes de energia como o petróleo e o carvão. Embora não tenha sido totalmente implementada, esta abordagem é importante, mostrando que os países da região não estão totalmente longe da solução.

Tendo como objetivo a liderança regional, o Usbequistão mantém relações com os seus vizinhos mais do que relações de poder. Especialmente no início da década de 1990, o Usbequistão afirmou que o sistema fluvial da Ásia Central era um bem comum pertencente a todos os países da região e sugeriu que não podia ser controlado por nenhum país. Esta declaração constituiu basicamente um apelo ao fornecimento gratuito de água aos campos de algodão do Usbequistão por parte do Quirguizistão nos cursos superiores, renunciando aos seus direitos sobre a água e aos cálculos que faz sobre o preço de mercado da água. Um dos principais factores que afectam a hidropolítica da região tem sido a política energética regional. O aumento dos preços da energia em resultado das políticas aplicadas pelo Uzbequistão e pelo Cazaquistão afectou profundamente a economia do Quirguizistão, que depende dos recursos energéticos destes países. O Quirguizistão está praticamente atolado em dívidas. Esta situação obrigou o Quirguizistão a adotar medidas urgentes para pôr termo à sua dependência energética do Uzbequistão e do Cazaquistão. Determinado a respeitar os interesses nacionais, o Quirguizistão pôs em funcionamento as suas centrais hidroeléctricas a plena capacidade para compensar o défice de abastecimento de energia que produziria a partir do gás natural e do carvão no inverno de 2001. Esta situação provocou inundações, a redução da água nas barragens do Quirguizistão e a escassez de água para os países dos cursos inferiores na época de irrigação.

A aplicação dos acordos sobre a água leva tempo

Noutras partes do mundo, um acordo duradouro sobre águas transfronteiriças demora muito tempo. Por conseguinte, não é surpreendente que este processo avance mais lentamente numa região com uma importância geo-estratégica muito elevada como a Ásia Central. Por outro lado, observa-se que o processo tem vindo a progredir em termos de integração da região no sistema internacional e do seu desenvolvimento económico, cultural e político. É evidente que estes desenvolvimentos terão um impacto positivo nas relações hidro-políticas da região. Por conseguinte, independentemente das dificuldades que possam surgir nas conversações bilaterais ou multilaterais sobre bacias hidrográficas transfronteiriças e de fronteira, é muito importante que o processo de negociações prossiga sem interrupções.

Os países da região estão ansiosos por uma solução?

De facto, quando se examina a resolução dos problemas da água na região, em primeiro lugar é necessário responder à questão de saber se "os países da região estão realmente dispostos a resolver o problema da água e a cooperar neste domínio? Quando se examina a região, observa-se que, em muitos casos, nenhum acordo é plenamente aplicado e que as organizações inter-países continuam a ser ineficazes na resolução de litígios entre os países regionais ricos e pobres em água. No entanto, é evidente que a Ásia Central está obrigada a cooperar a nível regional, quer do ponto de vista histórico, económico e político, quer do ponto de vista estratégico. Mesmo que alguns dos países da região estejam a crescer ainda mais rapidamente com a sua economia do petróleo e do gás natural, a promoção do desenvolvimento económico estará diretamente relacionada com a estabilidade política e económica. O sector agrícola desempenha um papel fundamental nos países a jusante, eliminando a agitação social e proporcionando justiça social. A água é o fator mais fundamental e estratégico neste contexto. Os países da bacia superior necessitam substancialmente da energia da água para o seu desenvolvimento socioeconómico.

É indicativo de que todos os países da região estão interessados em resolver os problemas da água, uma vez que se sentaram várias vezes à mesa das negociações e assinaram muitos acordos. No entanto, verifica-se que têm sido relutantes na aplicação destes acordos. Isto mostra que se pode chegar a um consenso quando há um problema, mas há falta de infra-estruturas sociopolíticas, socioculturais e empresariais qualificadas e essenciais para a implementação da resolução.

Os recursos hídricos da região, devido aos problemas de utilização, não alimentam atualmente a cooperação entre os países, mas sim as tensões. A prioridade máxima da hidropolítica da região deve ser evitar o aumento desta tensão. As dificuldades que se avizinham podem ser ultrapassadas. Com efeito, existem muitas razões para que os recursos hídricos da região sejam utilizados como um instrumento de cooperação entre os países. Chegar a uma resolução final e sustentável a este respeito pode levar tempo. No entanto, as tentativas de evitar o agravamento das tensões devem continuar em qualquer altura. O caminho a percorrer por estas iniciativas encurtará a duração do processo para se chegar a uma solução definitiva na região.

O Mar de Aral, a consequência mais marcante da má utilização da água, será um importante ponto de referência para o futuro. Por conseguinte, a apresentação de consequências sólidas, do ponto de vista económico e ambiental, através de um estudo aprofundado, da não utilização racional e planeada da água, permitirá definir as medidas a tomar para encontrar uma solução.

Projeto da barragem de Rogun: uma chave de ouro para a cooperação

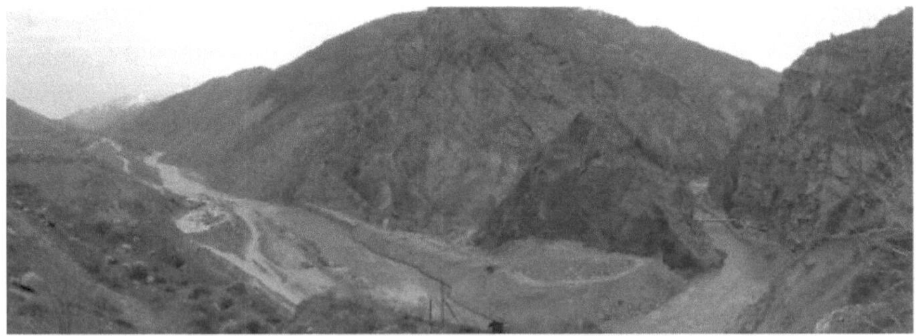

Foto 2: Local do projeto da barragem de Rogun Fonte: OSHPC Barki Tojik 2013

O projeto da barragem de Rogun não é apenas um projeto hidroelétrico para o Tajiquistão, mas também um projeto hidropolítico que pode ser uma chave de ouro para abrir as portas da cooperação na região.

A energia hidroelétrica produz 27,3% de toda a eletricidade na Ásia

Central (o Tajiquistão satisfaz 98% das suas necessidades energéticas através da energia hidroelétrica, enquanto o Turquemenistão apenas 1%) (UN SPECA 2004). O Tajiquistão tem quase 4% do potencial hidroelétrico mundial e é o oitavo país do mundo em termos de potencial hidroelétrico per capita (Schmidt 2008).

Devido aos condicionalismos decorrentes da falta de financiamento, o Tajiquistão continua a ser rico em recursos hidroeléctricos inexplorados. No entanto, o Tajiquistão está a começar a desenvolver a energia hidroelétrica devido à escassez de recursos energéticos. O Tajiquistão, estando localizado numa zona de formação de fluxos de água, está muito interessado no desenvolvimento da energia hidroelétrica e pretende transformar os seus reservatórios existentes em centrais de produção de eletricidade (Froebrich et al. 2006).

Projeto da barragem de Rogun

O projeto da barragem de Rogun foi concebido por engenheiros soviéticos na década de 1960[13] . Consiste numa barragem alta (335 m), uma central hidroelétrica (14,5 3 3 TWh/ano) e um grande reservatório de água (13,3 km^3) (Libert et al. 2008).

A construção teve início em 1982 e foi interrompida em 1991 devido ao colapso da União Soviética e à guerra civil no Tajiquistão.

A barragem de Rogun está a ser construída no rio Vakhsh, que começa o seu caudal no sudeste do Quirguistão e é alimentado pelos glaciares Abramov e Fedchenko, tem uma albufeira com um comprimento de 524 km e uma zona de captação no Tajiquistão entre 31 200 e 39 000 km^2 (Schmidt 2008, Wegerich et al. 2007).

O reservatório criado pela barragem de Rogun ocupará 17.100 hectares de terra, dos quais 6.800 (16.800 acres) hectares são terras agrícolas (Niyazi 2003). A descarga do rio Vakhsh no local da projectada barragem de Rogun é de cerca de 20 km^3 /ano (4,8 3 3 mi /ano), o que coincide com uma descarga média de 635 m^3 /seg (22.425 pés^3/s) e uma produção de energia hidroelétrica de aproximadamente 14,5 TWh/ano (a 335 m de altura da

[13] Shokhrukh-Mirzo Jalilov 2010 "Impacto da barragem de Rogun na agricultura a jusante do Uzbequistão" Tese apresentada à Faculdade de Pós-Graduação da Universidade Estadual de Agricultura e Ciências Aplicadas de Dakota do Norte. Fargo, Dakota do Norte maio de 2010

barragem) (Schmidt 2008).

O prazo de conclusão da construção da barragem de Rogun ainda não é claro, mas prevê-se que a barragem acumule o volume de água necessário dentro de 8 a 10 anos. Prevê-se que a capacidade total dos investimentos hidroeléctricos previstos na central hidroelétrica de Rogun (RHPP) no Tajiquistão seja de 3 600 MW (rendimento médio anual de 13,1 mil milhões de kWh) a um custo total de 2,2 mil milhões de dólares (EDB 2008).

O custo da construção é demasiado elevado para o orçamento do Tajiquistão, mas o governo do Tajiquistão espera atrair investimentos e empréstimos de organizações financeiras internacionais e de governos estrangeiros (EDB 2008).

Estudos de avaliação de Rogun do Banco Mundial

O objetivo dos estudos de avaliação era fornecer uma avaliação independente e científica da viabilidade do projeto proposto para a central hidroelétrica de Rogun (RHPP) de um ponto de vista técnico, económico, social e ambiental, como contributo para uma análise mais aprofundada por parte do Governo do Tajiquistão e para o diálogo com os países ribeirinhos.

Os estudos também comparam o projeto proposto com formas alternativas de satisfazer as necessidades energéticas do Tajiquistão. Paralelamente à análise, o Banco Mundial promoveu um diálogo transparente, construtivo e baseado em factos entre os países ribeirinhos (Afeganistão, Cazaquistão, República do Quirguistão, Tajiquistão, Turquemenistão e Uzbequistão) através de uma série de cinco consultas ao longo dos últimos quatro anos, de 2011 a 2014.

Realizaram-se 5 reuniões de partilha de informações e de consulta sobre os estudos de avaliação do projeto hidroelétrico de Rogun (Rogun HPP). A última teve lugar em julho de 2014 para discutir o projeto de relatório de síntese da fase 2 do estudo de avaliação técnico-económica (TEAS) e o projeto de relatório de avaliação do impacto ambiental e social (ESIA) com 46 grupos da sociedade civil e funcionários governamentais dos seis países ribeirinhos.

Os projectos de relatórios finais dos Estudos de Avaliação discutidos durante uma semana foram preparados por um consórcio internacional de consultores liderado pela Coyne & Bellier para o TEAS e pela Poyry Energy Ltd. para a ESIA.

De acordo com os projectos de relatórios dos consultores e com os painéis de peritos independentes, é viável construir e explorar uma barragem no sítio de Rogun de acordo com as normas internacionais modernas, mas na condição de serem incorporadas as recomendações dos peritos sobre a alteração do projeto original, a aplicação das medidas de atenuação e a criação de sistemas de monitorização ao longo da vida de qualquer projeto futuro.

As principais conclusões e recomendações dos estudos de avaliação?

O estudo confirma a viabilidade de uma barragem hidroelétrica e de uma central eléctrica de Rogun de um ponto de vista técnico e económico, sob reserva de medidas de atenuação e monitorização.

O relatório dos consultores conclui que qualquer um dos cenários possíveis de conceção de Rogun (três alturas de barragem, cada uma com três capacidades de produção) é uma opção de custo mais baixo para satisfazer a procura de eletricidade do Tajiquistão do que as alternativas não-Rogun .[14]

Foram estudadas três alturas de barragem possíveis (1290 m, 1255m e 1220m). **O Ambiental e ambiental e social Ambiental e Social**

A Avaliação de Impacto Ambiental (AIAS) conclui que existem duas questões ambientais e sociais importantes que terão de ser abordadas em pormenor:

(a) A reinstalação das famílias que vivem perto do local da barragem e na zona da albufeira, e

(b) Potenciais reduções dos caudais de verão, que poderão afetar negativamente a irrigação a jusante.

Caudais a jusante

No que respeita aos caudais a jusante, a AIAS refere que uma barragem no sítio de Rogun poderia ter impacto nos caudais de duas formas: o seu enchimento e o seu funcionamento. No que se refere ao enchimento, o Governo do Tajiquistão indicou que, se fosse construída uma barragem no sítio de Rogun, utilizaria a diferença entre a sua dotação acordada com os Estados

[14] ibid.

ribeirinhos e a sua utilização efectiva para encher a albufeira resultante.

No que respeita à exploração da barragem, o Governo do Tajiquistão indicou que exploraria qualquer futura barragem no local de Rogun de modo a que a mesma quantidade de água fosse transferida do verão para o inverno, como acontece atualmente em Nurek, pelo que os estudos observam que, com esse modo de exploração, não haveria alteração do padrão de caudal a jusante. O Painel de Peritos da AIAS recomenda o reforço dos actuais acordos de atribuição de água com outros países ribeirinhos, a fim de garantir que o regime de enchimento e funcionamento seja aplicado conforme proposto pelo Governo do Tajiquistão.

Banco Mundial Sugeriu um modo de funcionamento diferente

No que respeita à gestão transfronteiriça da água, a nota do Banco Mundial sugere que um modo de funcionamento diferente, que permita uma maior flexibilidade na transferência de água dos anos húmidos para os anos secos, poderia aumentar potencialmente os benefícios tanto para o Tajiquistão como para os países a jusante. A capacidade de armazenamento adicional de uma nova barragem poderia, em princípio, ser utilizada para aumentar a libertação de água no verão e a produção de energia no inverno, quando os países mais dela necessitam .[15]

Haverá alguma alternativa para o Tajiquistão?

No Tajiquistão, a procura de energia é satisfeita por centrais hidroeléctricas e centrais térmicas. A capacidade instalada em termos de contribuição da energia hidroelétrica e da energia térmica é de 98% e 2%, com uma produção anual de 16,4 mil milhões de kWt/hora (98%) e 0,1 mil milhões de kWt/hora (2%), respetivamente[16] . O Tajiquistão, com os seus ricos recursos hídricos, é considerado um dos países líderes e tem a possibilidade potencial de produzir 527 mil milhões de kWt/hora por ano. Atualmente, utiliza apenas 5% do seu potencial. Entre 2000 e 2013, a produção de eletricidade nas centrais hidroeléctricas do Tajiquistão variou entre 16 e 17 mil milhões de kWt/hora por ano[17] . Como se pode ver pelos dados, a dependência do Tajiquistão da eletricidade gerada em centrais hidroeléctricas é muito elevada

[15] Perguntas e respostas com Saroj Kumar Jha sobre os estudos de avaliação de Rogun e o apoio do Banco Mundial aos sectores da água e da energia na Ásia Central 21 de julho de 2014 http://www.worldbank.org/en/news/speech/2014/07/21/q-and-a-with-saroj-jha-on-the- rogun-assessment-studies-and-consultation-process.

[16] República do Tajiquistão Ministério da Energia e da Indústria http://minenergoprom.tj

[17] Ibid. http://minenergoprom.tj

e, até que esta dependência não seja substituída por outras alternativas, a utilização dos recursos hídricos para gerar eletricidade continuará.

O Banco Mundial analisou uma série de alternativas para satisfazer as necessidades energéticas do Tajiquistão[18] . Uma das principais preocupações é ajudar o Tajiquistão a resolver a sua escassez de energia no inverno da forma mais sustentável possível.

Os estudos de avaliação de Rogun incluem igualmente uma análise exaustiva das alternativas não relacionadas com Rogun, incluindo pequenos e médios projectos hidroeléctricos, opções de produção a carvão e a gás e importações de gás e eletricidade. Os estudos concluem que qualquer das opções de conceção de Rogun faz parte do plano de expansão de menor custo para satisfazer as necessidades energéticas do Tajiquistão, juntamente com outras fontes de abastecimento acima referidas [19][20] .

Barragem de Rogun: uma mudança de paradigma na política hidroelétrica inovadora

De acordo com as explicações de Saroj Kumar Jha19 : O apoio do Banco Mundial aos estudos de avaliação e ao processo de consulta não implica que o Banco venha a financiar a construção de Rogun no futuro.

No entanto, o BM comprometeu-se a continuar a incentivar um diálogo entre as regiões ribeirinhas sobre a gestão sustentável dos recursos energéticos e hídricos da região da Ásia Central de uma forma mutuamente benéfica. O Banco Mundial continuará a apoiar as futuras etapas do diálogo, tal como solicitado pelos países ribeirinhos, por exemplo, fornecendo uma análise mais aprofundada das experiências internacionais e dos mecanismos institucionais para a gestão transfronteiriça da água, compreendendo os aspectos económicos da gestão da água na Ásia Central ou apoiando a continuação do diálogo político de alto nível entre os Estados da Ásia Central.

---

[18] Em 2013, foi publicado um estudo intitulado "Tajikistan's Winter Energy Crisis: Electricity Supply and Demand Alternatives", que examina várias alternativas para satisfazer a procura de energia no inverno no país.

[19] Perguntas e respostas com Saroj Kumar Jha sobre os estudos de avaliação de Rogun e o apoio do Banco Mundial aos sectores da água e da energia na Ásia Central 21 de julho de 2014 http://www.worldbank.org/en/news/speech/2014/07/21/q-and-a-with-saroj-jha-on-the- rogun-assessment-studies-and-consultation-process.

[20] Diretor Regional do Banco Mundial para a Ásia Central

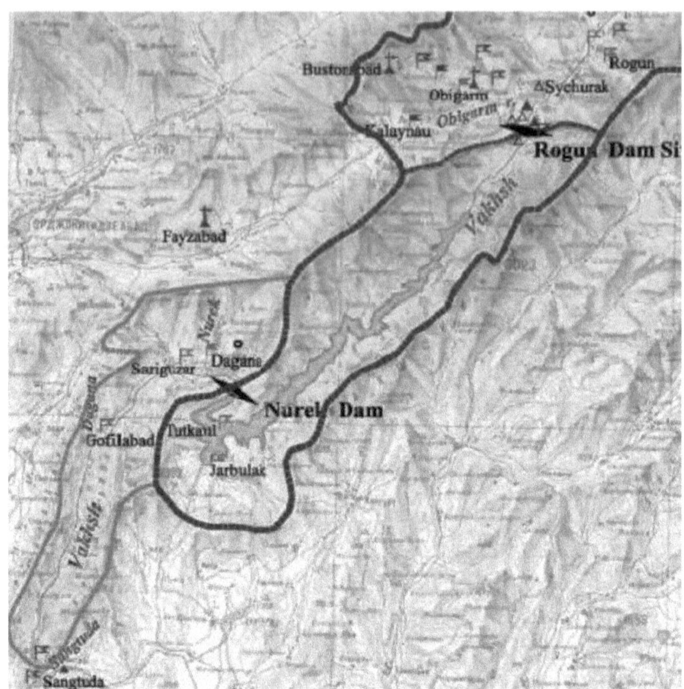

Figura 3. Local do projeto da barragem de Nurek e da barragem proposta de Rogun Fonte: Lahemeyer 2006OSHPC Barki Tojik 2013

Porque é que é tão importante!

As autoridades tajiques acreditam que a barragem de Roghun é a solução para muitos dos problemas que o Tajiquistão enfrenta atualmente, incluindo a frequente falta de eletricidade durante os Invernos.

A central hidroelétrica de Rogun poderia produzir eletricidade suficiente para abastecer a população do Tajiquistão e um excedente suficiente para exportar para o Paquistão, o Afeganistão ou a China.

O Uzbequistão é o país a jusante e as suas autoridades consideram que o Tajiquistão utilizará a barragem como um meio de pressão sobre o Uzbequistão no âmbito dos numerosos diferendos políticos entre os dois países .[21]

Quando analisamos a situação, parece que o projeto Rogun não seria

[21] Putz C. 2015 Thirsty Yet? A crise da água que se avizinha na Ásia Central 18 de junho de 2015 http://thediplomat.com/2015/06/thirsty-yet-central-asias-coming-water-crisis/

uma ameaça, mas sim uma oportunidade de ouro para desenvolver a cooperação entre as regiões ribeirinhas. também será um exemplo para o primeiro passo do novo paradigma hidro-diplomático mutuamente benéfico.

Para fazer face aos desafios em matéria de água e energia na Ásia Central, a nota do Banco Mundial salienta que o Tajiquistão e os países ribeirinhos poderiam considerar a possibilidade de explorar mais aprofundadamente as opções para: uma gestão vantajosa para todos dos rios transfronteiriços, incluindo mecanismos institucionais para a partilha de informações, o controlo dos fluxos e a garantia do cumprimento, bem como para intensificar o comércio regional de eletricidade com vista a uma maior eficiência dos recursos e a um benefício mútuo .[22]

A missão mais importante do projeto da barragem de Rogun é ser um projeto mutuamente benéfico para encorajar o diálogo político de alto nível entre os Estados da Ásia Central, diálogo esse que pode ter um efeito mutuamente benéfico e repercutir-se em diferentes sectores da região.

Como referiu Rakhimov no seu artigo[23] "A conclusão da central hidroelétrica e do reservatório de Rogun e a sua subsequente utilização na vida económica da região constituirão uma força motriz para o desenvolvimento não só do Tajiquistão, mas também de outros países da CA. A execução dos projectos da central hidroelétrica de Rogun e a construção da linha de transporte de energia de alta tensão CASA-1000 ajudarão a resolver muitos problemas interestatais."

Para além de outras vantagens, a barragem de Rogun pode garantir a segurança da água na região. Devido às alterações climáticas e à contração dos glaciares, a capacidade da barragem funcionará parcialmente como um compensador

A realização dos projectos da barragem de Rogun e da CASA-1000, para além de tudo o resto, poderá acelerar a integração; os países ligados por esta linha de transporte de energia começarão a cooperar mais intensamente entre si.

---

[22] Perguntas e respostas com Saroj Kumar Jha sobre os estudos de avaliação de Rogun e o apoio do Banco Mundial aos sectores da água e da energia na Ásia Central 21 de julho de 2014 http://www.worldbank.org/en/news/speech/2014/07/21/q-and-a-with-saroj-jha-on-the- rogun-assessment-studies-and-consultation-process.

[23] Rakhimov,S.,Kamolidinov,A., 2014 From The Aral To Rogun: A situação da água na bacia do Amu Darya atualmente http://www.ca c.org/online/2014/journal_eng/cac-01/14.shtml

O projeto Rogun significa mais do que a produção de eletricidade

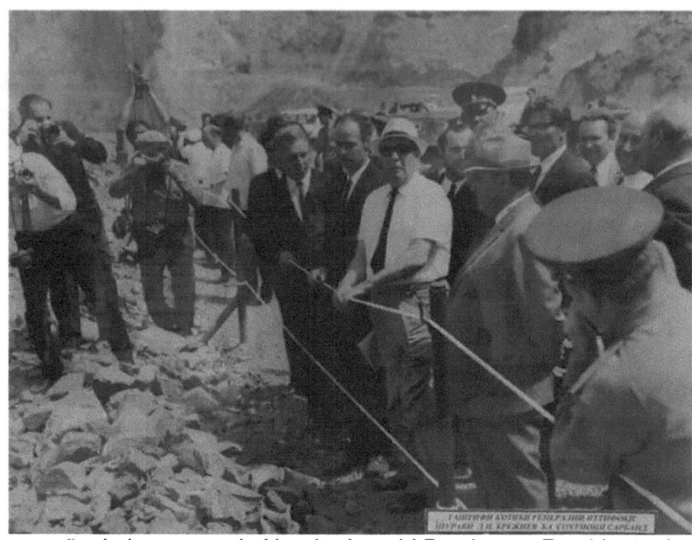

Foto 3. Inauguração da barragem de Nurek - Leonid Brezhnev - Presidente da URSS

As vantagens da barragem de Rogun são a produção de eletricidade e o abastecimento de água. A barragem de Rogun fornecerá eletricidade não só ao Tajiquistão, mas, segundo as estimativas, exportará energia adicional para os países do Sudeste Asiático. Além disso, o Tajiquistão planeia desenvolver novas terras e aumentar a produção agrícola, o que exigirá água adicional (EDB 2008). As preocupações do Uzbequistão prendem-se com o facto de grande parte da água acumulada ser libertada da barragem de Rogun durante o inverno para produzir eletricidade e, consequentemente, no verão, o fluxo de água será reduzido, o que terá um impacto negativo na população, na agricultura e no ambiente do Uzbequistão (Libert 2008).

Wegerich et al. (2007) argumenta que esses impactos negativos são questionáveis e conclui que uma barragem adicional seria benéfica para todos os países da região e mesmo fora da bacia. Em contrapartida, Spoor e Krutov (2003) referem que o Tajiquistão, através da barragem de Nurek, já controla cerca de 40% do caudal do Amudarya e que a construção da nova barragem de Rogun permitiria ao Tajiquistão controlar completamente o caudal de água para o Uzbequistão (ICG 2002). Um maior desenvolvimento do potencial hidroenergético do Tajiquistão terá consequências negativas para as atribuições de água sazonais dos países a jusante (ICG 2002).

Nas últimas décadas, houve poucos progressos no desenvolvimento de uma cooperação internacional aplicável e realista no domínio da água. Uma nova política internacional inovadora no domínio da água necessita de um paradigma vantajoso para todos com base em projectos aplicáveis e realistas. Por que razão o projeto da barragem de Rogun tem um significado mais importante do que a produção de eletricidade? A resposta é simples: a eletricidade pode ser gerada com outro sistema de energia ou importada, mas os países ribeirinhos não conseguem encontrar essa oportunidade para desenvolver a interdependência numa abordagem vantajosa para todos, utilizando um novo paradigma inovador de política hídrica.

No entanto, as disputas sobre a continuação da construção da central hidroelétrica de Rogun continuam ainda hoje, centrando-se principalmente na possível alteração do abastecimento de água e na situação ambiental nos países a jusante. Deste modo, o público é privado de informação fiável e consistente.

Um quadro mais realista mostra que, se os países regionais não estiverem dispostos a cooperar na resolução de litígios, as potências mundiais podem utilizar esses litígios para os seus próprios interesses.

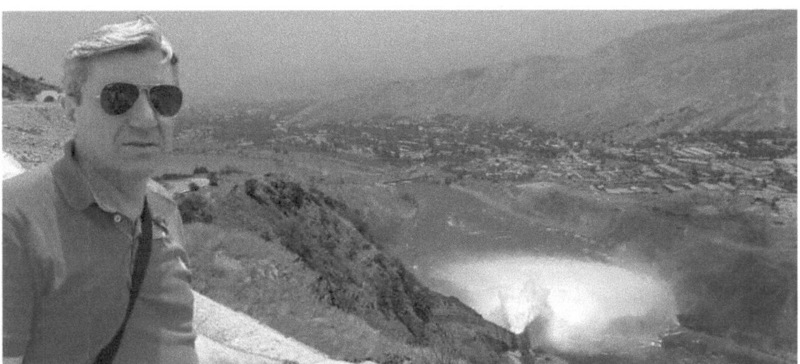

Foto 4. O autor está na barragem de Nurek - Quirguistão /11 de junho de 2015

É certo que o atraso na construção da central hidroelétrica de Rogun privará os países da região de grandes vantagens. A execução deste projeto reforçaria sem dúvida a cooperação interestatal, que é um fator essencial não só para o desenvolvimento sustentável, mas também para a segurança regional.

Por conseguinte, deve ser tida em conta como uma oportunidade de ouro para a paz e a estabilidade regionais. Embora exista um potencial de conflito, a situação poderia ser transformada numa situação vantajosa para todos os Estados ribeirinhos .[24]

Se todos concordam que a água é um problema crescente na região, os Estados da Ásia Central não deveriam dar-se ao luxo de adiar este conflito, de raiz essencialmente política

Cooperação regional!

Porque é que a cooperação na região é uma necessidade?

Resumo

No entanto, a persistência dos problemas da água na região oferece um ambiente propício às potências que desejam a instabilidade da região, onde vivem vários grupos étnicos entrelaçados. As tensões a criar com base em desculpas esfarrapadas facilitarão o controlo, desestabilizando perpetuamente a região. De facto, existe uma caraterística importante que diferencia esta região, que sofre de problemas de água, de outras regiões com o mesmo problema. A Ásia Central é uma região isolada e está localizada numa geografia única onde a interdependência e a cooperação podem ser desenvolvidas de uma forma muito eficaz.

Além disso, não há outra oportunidade nesta região isolada para criar fontes alternativas de água, como o tratamento da água do mar, água fóssil, etc., exceto a reutilização da água. Este facto leva os países a um destino comum no que respeita à utilização da água.

As caraterísticas da utilização da água na região não são apenas a partilha da água dos rios transfronteiriços, mas a utilização de um recurso estratégico que tem um impacto direto e significativo no desenvolvimento socioeconómico de todos os países da região. Esta caraterística pode ser encontrada em muitas bacias hidrográficas transfronteiriças. No entanto, a

---

[24] K. Wegerich et al 2007 . "Reliving the past in a changed environment: Hydropower ambitions, opportunities and constraints in Tajikistan" / Energy Policy 35 (2007) 3815-3825 www.elsevier.com/locate/enpol

importância e o peso deste efeito são frequentemente diferentes consoante o país. Na Ásia Central, não há grandes diferenças em termos de importância ou peso do efeito que assume para os países, quer nos cursos superiores, quer nos cursos inferiores. Por outras palavras, a região depende da água numa escala com um peso quase igual em todos os países. Neste caso, o problema, deixando de ser uma questão entre dois países, transforma-se num problema a resolver à escala regional.

As caraterísticas topográficas e meteorológicas da região, de certa forma, obrigam os países a aproximarem-se uns dos outros. Por exemplo, algumas partes do Quirguizistão e do Tajiquistão podem ser alcançadas a partir da fronteira do Uzbequistão. Durante grande parte do ano, a ligação do norte do Quirguizistão e do Tajiquistão ao sul é cortada. Por outro lado, dentro das fronteiras do Quirguizistão, existem regiões autónomas uzbeques com pequenas cidades. O seu acesso ao Uzbequistão pode ser assegurado através do Quirguizistão. Todas estas condições revelam a obrigação de interdependência na região e a inevitabilidade da cooperação no domínio da água.

A resolução é remota por enquanto!

O facto de o Cazaquistão e o Turquemenistão, países da Ásia Central, terem sido designados como países substancialmente ricos em reservas de hidrocarbonetos serviu para resolver o problema da água na região, bem como o seu impasse.

A razão para tal é o facto de a sua necessidade de energia hidroelétrica ter sido reduzida devido à riqueza dos recursos fósseis dos países a jusante. As relações de interdependência entre os países da Ásia Central, situados numa geografia sem litoral, poderiam, pelo menos, desenvolver-se no domínio da energia hidroelétrica. Países como o Quirguizistão e o Cazaquistão, cuja topografia, condições climáticas e recursos hídricos são favoráveis à produção de energia hidroelétrica, poderiam ser países produtores de energia hidroelétrica na região, e poderia ser elaborado um plano para distribuir esta produção por toda a região.

No entanto, os países pobres em água da região são ricos em hidrocarbonetos. Estes países podem produzir a energia de que necessitam a um preço muito mais baixo a partir do petróleo e do gás natural do que a partir da água. Por conseguinte, estes países não são obrigados a comprar energia hidroelétrica ao Quirguizistão e ao Tajiquistão, países da parte superior das ribeiras ricos em água. Este facto impede que os países ribeirinhos superiores desenvolvam a interdependência e a cooperação através do fornecimento de energia hidroelétrica aos países ribeirinhos inferiores.

Por outro lado, embora o facto de estes países serem ricos em hidrocarbonetos pudesse contribuir de uma forma favorável à cooperação e à interdependência nos domínios da energia e da água, esta contribuição nunca se verificou de forma suficiente e contínua.

Por outras palavras, os recursos energéticos primários (petróleo, gás natural, carvão) e a água não conseguiram até agora desempenhar um papel essencial no desenvolvimento das relações de cooperação e interdependência dos países da Ásia Central.

É possível uma estratégia conjunta para a água na região?

É necessária uma estratégia conjunta no domínio da água que disponha de uma estrutura institucional e jurídica que garanta a participação equitativa de todos os países da região e o equilíbrio regional. Os países-chave da região no que respeita à água e aos acordos relacionados com a água são o Quirguizistão e o Tajiquistão. Por conseguinte, ao definir esta estratégia, as políticas destes dois países serão muito decisivas.

Quer a estrutura geográfica fechada da região, quer a necessidade de uma interdependência recíproca equilibrada entre os países, quer o impacto negativo das alterações climáticas nos recursos hídricos revelam que os países da região têm o dever de adotar uma estratégia conjunta no domínio da água.

Uma estratégia conjunta para a água a ser criada entre os países da região é de extrema importância em termos de sustentabilidade do desenvolvimento económico e social destes países.

Por outro lado, é necessário que os países da Ásia Central utilizem os seus próprios recursos hídricos em cooperação com outros países da região.

No entanto, esta estratégia deve incluir não só as questões de litígio relacionadas com a água na região, mas principalmente o desenvolvimento, a utilização e a gestão dos recursos hídricos de cada país de uma forma eficiente, bem como a validação de abordagens técnicas e científicas em todos os projectos relacionados com a água.

O primeiro passo no contexto da criação de uma estratégia conjunta para a água deve ser a criação de um Comité Técnico Conjunto que reunirá os peritos em água dos países da região, os executivos das principais instituições relacionadas com a água, os respectivos académicos e estrategas. Os esforços deste comité técnico nunca devem ser interrompidos, seja por que motivo for.

Apesar desta grande necessidade, existem muitos desafios na criação de uma Estratégia Conjunta para a Água e na capacidade de transformar os recursos hídricos e energéticos numa oportunidade para o desenvolvimento dos países da Ásia Central. Os países da região precisam de tempo para ultrapassar estes desafios económicos e políticos. No entanto, durante este período, cada país deve estar aberto à aplicação de políticas que evitem a perpetuação dos problemas decorrentes da gestão dos recursos hídricos. Os projectos conjuntos realizados na região evitarão que estes problemas se instalem e aproximarão os países da região da criação de uma estratégia conjunta no domínio da água.

Porque é que a cooperação para a água não se verifica?

Em 2002, o Crisis Group identificou as razões pelas quais os acordos e quadros existentes na Ásia Central não estavam a produzir uma gestão satisfatória da água. Entre essas razões, incluem-se a falta de transparência e de empenhamento político e a incapacidade de compreender a necessidade de acordos de manutenção em colaboração para infra-estruturas vitais, como a barragem de Toktogul, no Quirguizistão. Estas e a maioria das outras questões identificadas continuam por resolver .[25]

A Ásia Central, num olhar geral, é vista como uma área fechada e com países interligados. Embora se esperasse que esta situação fosse eficaz no sentido de uma maior cooperação entre os países, verifica-se que tal não aconteceu. Há muitas razões internas, externas e regionais específicas para esta situação, tais como o passado histórico da região e a atual situação geopolítica.

Por estas razões, a confiança entre os países da região, bem como entre os grupos desses países, não foi estabelecida de forma adequada. Esta situação também limita o progresso no domínio da cooperação mútua na região. Por exemplo, embora existam organizações para a cooperação no

[25] Relatório n.º 33 do Crisis Group sobre a Ásia, Ásia Central: Border Disputes and Conflict Potential, 4 de abril de 2002.

domínio da gestão da água, prevalecem muitos problemas no diálogo e na cooperação em termos de águas transfronteiriças. As principais razões específicas da região são enumeradas a seguir.

- Tendo sido planeado através de uma abordagem centralizada durante o período da URSS, o sistema regional de água está atualmente a ser gerido por cinco estados separados.

- As consequências da dependência direta das práticas agrícolas de regadio das economias dos países da Ásia Central afectam diretamente a governação dos países.

- Os países a jusante da região são mais fortes em termos militares e económicos do que os países a montante. Esta situação cria claramente uma relação de poder assimétrica entre os países no que respeita às questões da água.

Algumas observações sobre a gestão da água na Ásia Central

1. A utilização da água para fins agrícolas nos países da Ásia Central é de importância vital, especialmente para o Cazaquistão, o Turquemenistão e o Uzbequistão. Estes países utilizam métodos de irrigação ineficientes. É muito pouco provável que esta situação se altere em breve.

2. Persiste a falta de confiança entre o Quirguizistão e o Tajiquistão, na bacia superior, e o Uzbequistão, o Cazaquistão e o Turquemenistão, a jusante dos rios Syr Darya e Amu Darya. Verifica-se que o país mais reticente é o Uzbequistão e o país mais isolado é o Turquemenistão nas relações de cooperação na região.

3. O problema não é chegar a um acordo sobre a água, mas sim o não cumprimento dos acordos entre os países. O acordo mais cumprido a este respeito é o acordo relativo aos projectos do Fundo Internacional para a Salvaguarda do Mar de Aral (IFAS), assinado por cinco países em 1993 para salvar o Mar de Aral. O Cazaquistão desempenha um papel de liderança na execução deste projeto.

4. O Fundo Internacional para a Salvaguarda do Mar de Aral (IFAS) é importante enquanto estrutura institucional mais adequada para reunir os países da região da bacia do Aral.

5. A avaliação da situação e os projectos viáveis mais abrangentes, bem

como as recomendações de soluções no domínio da gestão da água, são levados a cabo pela sede e pelos gabinetes regionais da OSCE. A este respeito, o acompanhamento dos relatórios dos projectos é importante para a avaliação da situação e para a monitorização das relações na região.

6. Os trabalhos realizados pelo PNUD na região têm antes caraterísticas de projectos secundários e subsidiários.

7. Os países da UE percorreram um longo caminho, sendo activos e influentes, especialmente no domínio da engenharia e da consultoria na região.

8. O Quirguizistão está a tentar criar um modelo para si próprio, seguindo a política de águas transfronteiriças da Turquia.

9. Os recursos hídricos da bacia de Aral estão tão ameaçados pelas alterações climáticas meteorológicas como pelas alterações climáticas políticas. A razão mais óbvia para esta perceção de ameaça é o rápido degelo detectado nos glaciares que são a fonte de água da Ásia Central.

10. O nível do lago subiu no norte através de estruturas de engenharia que reteriam as águas do Syr Darya no Aral Norte. No entanto, uma gestão eficiente da água por parte dos países da região será mais importante do que as estruturas de engenharia para encher o Aral do Sul. Por conseguinte, o enchimento do Aral Sul será muito mais difícil.

A necessidade de cooperação será realizada. Mas quando?

Numa avaliação muito geral, verifica-se que os países a montante, o Tajiquistão e o Quirguizistão, que são relativamente pobres, caem na esfera de influência e de envolvimento da Rússia, enquanto os países a jusante, com exceção do Uzbequistão, mantêm uma distância maior nas suas relações com a Rússia e mantêm-se afastados da esfera de influência da Rússia.

Apesar de os países a montante ultrapassarem, de vez em quando, o limite das reivindicações sobre a água, confiando na Rússia, estão bem cientes de que, afinal, são obrigados a gerir este recurso coletivamente.

Como já foi referido, apesar de o Quirguizistão e o Tajiquistão terem uma vantagem em termos de estratégia hidroelétrica de armazenamento de água através das barragens que irão construir, parecem não conseguir perpetuar estas políticas. Com efeito, os países do grupo superior estão a alcançar o mercado mundial em detrimento dos países do grupo inferior. Por conseguinte, as vantagens que os países do curso superior obtêm ao armazenar água nas barragens não são permanentes.

Assim Por assim dizer, o facto de estes países beneficiarem periodicamente

A acumulação de água nas barragens em violação de um acordo celebrado não é racional e terá muitas consequências negativas, desde a importação de energia até à supressão de infra-estruturas de transporte. Por conseguinte, é difícil para os países da bacia superior prosseguirem uma tal política hidrográfica. Por outro lado, uma vez que uma política deste tipo poderia suscitar a perspetiva de um conflito na região, o poder militar do Uzbequistão e do Cazaquistão é superior ao do Tajiquistão e do Quirguizistão. Este facto revela também outra razão pela qual esta política não pode ser implementada facilmente.

Por outro lado, não se deve esperar que um tal conflito possa facilmente eclodir na região. Com efeito, as potências mundiais, em particular, optam muitas vezes pela continuidade da estabilidade atual, independentemente das perspectivas de perda de uma posição muito importante numa região com recursos energéticos intensivos. Numa perspetiva racional, os recursos hídricos devem ser o instrumento mais importante para garantir a estabilidade e não o conflito. A utilização da água de forma a criar uma instabilidade contínua na região não se adequa aos objectivos dos países da região e das potências externas. No entanto, o controlo da água constitui uma alavanca muito importante na região. Por conseguinte, essas potências colocam em prática, em primeiro lugar, políticas que criem uma esfera de influência que assegure o controlo da gestão da água . No entanto, caso o equilíbrio geopolítico na região se altere de forma incontrolável ou a perspetiva de colocar a região sob a esfera de influência de qualquer potência, os problemas da água e dos grupos étnicos serão utilizados como uma bomba-relógio.

Por conseguinte, o impacto das estratégias de potências exteriores à região não deve ser subestimado aquando da análise de tensões graves que se formam de forma a ameaçar a estabilidade em termos de água na região. É de notar que um conflito sobre a água na região não é impossível, mas é difícil de acontecer sem a propensão e o controlo de potências externas.

A manutenção da estabilidade na região exige, antes de mais, que a utilização da água deixe de ser um elemento de instabilidade e de conflito.

Considerando que a estabilidade na região é importante no que diz respeito aos países regionais e não regionais, verifica-se que a hidropolítica da região será moldada tanto pela política extra-regional como pela política intra-regional interligada.

A bomba-relógio da região: Problema da água

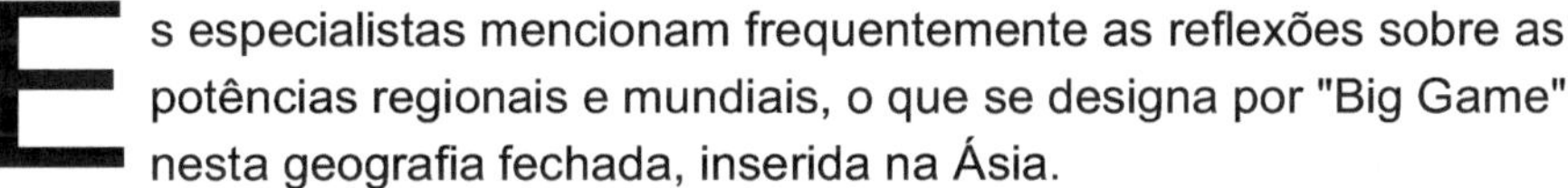

Resumo

Es especialistas mencionam frequentemente as reflexões sobre as potências regionais e mundiais, o que se designa por "Big Game", nesta geografia fechada, inserida na Ásia.

A cadeia mais fraca da Ásia Central, sobre a qual estas potências trabalharão para atingir os seus objectivos, é identificada como a composição de etnias mistas que a URSS realizou em 70 anos. Sendo todos turcos, os grupos de uzbeques, cazaques, quirguizes, turcomanos e tártaros, designados pela região que habitam, distribuem-se em números diferentes em cada um dos Estados.

Uma região esquecida no coração da Ásia, conhecida como Ásia Central, entrou na agenda do mundo e chamou a atenção por razões como o colapso da União Soviética, o estabelecimento de novos Estados, o seu petróleo, gás natural e outros recursos ricos, e a natureza superior destes recursos em comparação com a sua população.

As jovens repúblicas da Ásia Central, com um total de cerca de 68 milhões de habitantes na região, chamaram a atenção nos últimos anos, quer pelas suas caraterísticas de mercado, quer pelo facto de estarem situadas no centro de um semicírculo China-Rússia-Índia, designado pelo antigo Primeiro-Ministro russo Primakov como "o Triângulo Estratégico".

Mackinder, na sua teoria do Heartland, reconhecendo o norte da Ásia Central como Heartland e o seu Crescente interior a sul, "Rimland", defendeu que o Crescente interior deveria ser primeiro aproveitado para chegar ao Heartland. As potências que desejam dominar qualquer região do mundo ou que têm problemas com as administrações existentes entram numa ação a seu favor e em detrimento dos países dessa região, como a atenuação, o atrito, a perda de tempo, a redução de recursos, o tráfico de armas, a manipulação do preço do petróleo, colocando os países em conflito e irritando-os com problemas internos.

Os analistas de política externa sublinham que os grandes incidentes têm um grande impacto na tomada de decisões de política externa. De facto, esta situação foi claramente vivida durante a guerra entre o Iraque e o Irão. Estados poderosos alimentaram continuamente a guerra e tomaram partido, e mesmo Estados como o governo dos EUA, que eram abertamente contra o Irão, venderam armas. Com os preços do petróleo a baterem no fundo devido à exclusão da OPEP, que regulava os preços do petróleo durante a guerra Irão-Iraque, o Irão, cuja principal fonte de rendimento era a venda de petróleo, sofreu um rude golpe em termos da sua economia. Em retrospetiva, é possível ver claramente todas essas estratégias e tácticas imperialistas.

Composição étnica da população do país

Pouco antes da desintegração da URSS, a população de etnia nativa dominante era de 43% de cazaques no Cazaquistão, 52% de quirguizes no Quirguizistão, 60% de tajiques no Tajiquistão, 72% de uzbeques no Uzbequistão e 72% de turcomanos no Turquemenistão. Por outras palavras, quando o Cazaquistão conquistou a sua independência, a maioria da população do país não era cazaque (43%). Mas esta população autóctone foi aumentando nos países à medida que os anos foram passando e atingiu as taxas indicadas no Quadro 3. Em 2015. Embora a taxa de população autóctone esteja a aumentar, alguns especialistas afirmam que o risco étnico continua vivo.

Tabela 3. Composição étnica da população dos países da Ásia Central

Countries		KAZAKHSTAN	KYRGYZISTAN	TAJIKISTAN	TURKMENISTAN	UZBEKISTAN
2014 Total population (Million)		17.5	6	8.5	5.4	31.3
Ethnic Groups and Population Rate (%)	Kazakhs	65.5%				3%
	Kyrgyz		72.6%	0.8%		
	Tajiks		1%	84.3%		
	Turkmens				85.6%	
	Uzbeks	3%	14.4%	13.8%	5.8%	80%
	Uyghur	1.4%	1%			
	Tatars	1.2%				1.5%
	Karakalpaks					2.5%
	Russians	21.5%	6.4%	0.5%	5.1%	5.5%
	Ukranians	1.8%				
	German	1.1%				
	Other	1%	4.6%	0.6%	3.5%	2.5%

Fonte: Compilado pela HPA com base em dados fornecidos por Djalili ve Kellner 2009, CIA World Factbook https://www.cia.gov/library/publications/the-world-factbook/,2015 Population Reference Bureau,

Identidade nacional após 25 anos de independência

Após o colapso da União Soviética, as repúblicas da Ásia Central - Cazaquistão, Turquemenistão, Uzbequistão, Tajiquistão e Quirguizistão - enfrentaram algumas dificuldades no processo de construção nacional.

De acordo com Fodorenko[26] , "as repúblicas da Ásia Central celebraram o vigésimo aniversário da sua independência, mas o processo de construção da nação não está concluído e a perceção da identidade nacional continua distorcida". Foderenko argumenta que "todas as repúblicas recém-nascidas da Ásia Central preferiram utilizar um processo de construção da nação baseado na etnia. Esta abordagem consistia na construção e divulgação de uma imagem da nação baseada num grupo étnico dominante. Desta forma, os governos negligenciaram o facto de as suas sociedades terem sido muito diversificadas, multiétnicas e multiculturais por natureza. Devido a esta tendência, as minorias étnicas sentiram-se excluídas do processo de construção da nação e, em vez de alcançarem a unidade e a solidariedade, as divisões entre os diferentes grupos étnicos tornaram-se mais manifestas .[27]

Todos os Estados da Ásia Central enfrentaram, de um modo geral, desafios semelhantes, geralmente complexos do ponto de vista étnico ou

26 Fedorenko V.2012 "Central rethinkinstitute.org Asia: From Ethnic To Civic Nationalism" (Do nacionalismo étnico ao nacionalismo cívico) RETHINK PAPER .MARÇO 2012. Instituto Rethink Washington, DC. www.rethinkinstitute.org

27 Fedorenko V.2012 "Central rethinkinstitute.org Asia: From Ethnic To Civic Nationalism" (Do nacionalismo étnico ao nacionalismo cívico) RETHINK PAPER .MARÇO 2012. Instituto Rethink Washington, DC. www.rethinkinstitute.org

religioso.

Ultrapassar estas divisões e criar uma nova identidade nacional que unisse todas as pessoas sob o teto de uma nação tem sido uma tarefa difícil para os políticos. A criação de tais identidades nacionais pós-soviéticas na Ásia Central é dificultada por muitos factores, entre os quais se destacam as divisões e os conflitos internos e o desejo dos intervenientes externos, como os Estados Unidos, a Rússia, a China e os Estados islâmicos, de alargarem a sua influência na região[28] .

Fedorenko afirma que "é importante verificar que os problemas relativos à identidade nacional nos Estados da Ásia Central não decorrem dos cânones da lei e dos regulamentos de jure[29] . Além disso, em todas as constituições nacionais, a definição de cidadania é bastante democrática e pluralista. As constituições nacionais da Ásia Central protegem todos os cidadãos contra qualquer discriminação com base na etnia, raça, língua, sexo, religião, convicções políticas, etc.

No entanto, a situação de facto é bastante diferente. A criação de mitos nacionais baseados na etnicidade não só desenvolveu a perceção de pertença e o sentimento de orgulho da maioria étnica, como também criou a perceção de que outras minorias não pertenciam a esta identidade nacional. As divisões étnicas estão presentes e têm um efeito negativo nas relações entre os cidadãos multiétnicos do Estado. Por conseguinte, o problema não reside nas normas jurídicas, mas na prática política/pública.

Não é de admirar que a Ásia Central tenha registado um desenvolvimento significativo desde os 25 anos da sua independência. É natural que queiram manter esse desenvolvimento. Mas é necessária mais atenção, tendo em conta a experiência adquirida desde o início da independência.

O desenvolvimento económico dos Estados pode ajudar a resolver os problemas resultantes das relações entre os cidadãos multiétnicos. A água é um recurso natural que pode ajudar a resolver estes conflitos socioeconómicos ou criar um estado de caos na região.

---

28 Tsepkalo, Valery V. "The Remaking of Eurasia". Foreign Affairs 77, n.º 2 (1 de março de 1998): 107-126.

29 Fedorenko V.2012 "Central Asia: Do nacionalismo étnico ao nacionalismo cívico" RETHINK PAPER .MARÇO 2012. Repensar
Instituto Washington, DC. www.rethinkinstitute.org

Material explosivo da bomba-relógio: Composição étnica

As avaliações feitas por um perito em 2006, segundo as quais "jogos semelhantes seriam repetidos em caso de guerra ou de agitação civil nos Estados da Ásia Central, cujo petróleo e gás natural constituiriam as maiores receitas nos próximos anos, revelaram-se verdadeiras e, até à data, eclodiram muitos conflitos sangrentos de pequena e grande escala entre quirguizes e uzbeques no Quirguizistão. As tribos turcas, que provêm da mesma linhagem no mundo dos turcos e que não apresentam quaisquer diferenças distintivas entre si, com exceção dos tadjiques, foram transformadas numa confusão que é hoje explorada sob a designação de conflito de identidade étnica, tendo sido sistematicamente misturadas no período da URSS. Por exemplo, enquanto os uzbeques representam 72% da população do Uzbequistão, constituem 24% no Tajiquistão, 14% no Quirguizistão e 9% no Turquemenistão. O Turquemenistão é o único país da região que alberga a menor percentagem de população de outras comunidades. No entanto, a Ásia Central, sendo tão heterogénea em termos étnicos, não é uma estrutura tão frágil e pronta para uma desintegração imediata em virtude de ter sido moldada, por outro lado, com a identidade turca durante séculos.

Esta estrutura só pode ser desintegrada se provocar tensões crescentes como consequência da depressão económica na região e de uma maior queda nos padrões de vida. Por conseguinte, é muito importante aplicar políticas socioeconómicas para eliminar os factores que alimentam esta tensão na região. Para que tal aconteça, é imperativo que os países da bacia superior sejam desenvolvidos e floresçam. Por conseguinte, a água é um recurso vital para todos os países da região, especialmente para os países da bacia superior.

Os incidentes registados até à data indicam a rapidez com que mesmo uma pequena disputa pode assumir uma dimensão étnica potencialmente perigosa. Por conseguinte, o material explosivo da bomba-relógio é a composição étnica dos países.

Pin de bomba-relógio: problema da água

A importância da estabilidade para a região foi descrita nas secções anteriores. No entanto, não é possível criar um ambiente de segurança e estabilidade muito sólido em regiões com uma importância geopolítica muito elevada, como acontece noutras partes do mundo. Por conseguinte, as perspectivas de agitação interna em várias intensidades, de acordo com os planos regionais das potências mundiais, nos países da Ásia Central que possuem petróleo e gás muito importantes, são muito reduzidas.

As reservas de Cáspio e o facto de terem começado a oferecer os seus recursos aos mercados mundiais é elevado. Nesta região, entre as razões mais válidas para uma turbulência que pode surgir ou ser instigada estão as diversidades étnicas, os litígios fronteiriços, a partilha do Mar Cáspio e o problema das águas transfronteiriças.

A forma mais fácil de governar os países da região é explorar a diversidade da estrutura étnica destes Estados e tirar partido das disputas de importância vital próprias da região. Neste contexto, o facto de a estrutura étnica da Ásia Central estar misturada e entrelaçada entre si é difícil de explicar por acaso. Com efeito, a mistura de etnias pode transformar-se numa bomba-relógio quando necessário em qualquer geografia do mundo. A bomba étnica pode ser detonada a qualquer momento, se estiverem reunidas outras condições auxiliares.

Entre as razões para os conflitos internos acima referidos, destacam-se a diversidade étnica e as questões hídricas transfronteiriças. Em conjunto, estas duas questões estão a tornar-se um mecanismo muito eficaz para o caos. Entre elas, a diversidade étnica parece ser a mais decisiva e as questões hídricas transfronteiriças o elemento mais eficaz para instigar o caos.

Estas condições sugerem que a água pode ser uma fonte de tensão e de conflito na Ásia Central. A seca na região traz este problema para a frente, aumentando a tensão. A tensão aumentou agora.

Em suma, quando for necessário, não será difícil criar problemas generalizados e persistentes de abuso da água entre os grupos étnicos que estão a ter problemas com a sua utilização. Isto deve-se ao facto de ambos os elementos estarem prontos para serem utilizados como mecanismo de uma bomba-relógio. A carga de demolição desta bomba é alegadamente constituída por diversos grupos étnicos que, de facto, são cognatos. O mecanismo de detonação da bomba, ou seja, o pino é o problema da água. A eliminação do problema da água, que é um dos principais elementos impulsionadores do conflito, equivalerá à eliminação dos mecanismos mais eficazes da bomba-relógio, o que é muito importante para a estabilidade da região.

No entanto, a resolução da equação da água na Ásia Central, com múltiplas variáveis, levará tempo. Durante este período, os países da região devem abster-se de se tornarem pequenos actores do poder global na região e no mundo. Um dos domínios a ter em conta é o dos recursos hídricos. Em primeiro lugar, não devem permitir que surjam problemas relacionados com a água na região, de modo a aumentar a influência e a intervenção de potências estrangeiras.

Se o Cazaquistão, o Uzbequistão e o Quirguizistão não quiserem voltar a viver as más experiências que sofreram no passado, têm de consolidar os seus poderes geopolíticos, geoestratégicos, geoeconómicos e geoculturais. Para o efeito, devem desenvolver uma relação mais positiva, principalmente no que respeita aos recursos hídricos estratégicos.

Por conseguinte, a política hidroelétrica ocupa um lugar muito importante na dinâmica política da região. As políticas em matéria de recursos naturais a aplicar nos países da Ásia Central constituirão uma força motriz para o desenvolvimento dos países da região. Estas políticas serão igualmente eficazes na arena das relações internacionais destes países, ao mesmo tempo que os desenvolvem.

Existem potências globais locais e estrangeiras na cena internacional com planos para a Ásia Central. Enquanto a Rússia e a China, potências locais, têm vantagens geopolíticas na região, os Estados Unidos têm, em parte, uma oportunidade de se instalarem na região, aproveitando as desvantagens da Rússia associadas ao seu passado.

Olhando atentamente para a Ásia Central, todos os países parecem ter começado a utilizar todas as alavancas para esta região. Por esta razão, as águas estratégicas da região estarão durante muito tempo na área de interesse destas potências para expandir o seu espaço de manobra e de controlo. Enquanto este interesse persistir, a bomba-relógio cujo pino é a água continuará a fazer tique-taque. O elemento mais básico para parar a bomba-relógio seria utilizar a água na região como instrumento de colaboração através de políticas racionais. Por outras palavras, o comportamento racional dos países da região em prol da paz e da estabilidade na região, sob a ameaça constante de terem uma bomba-relógio instalada, seria remover o mecanismo de disparo.

A desativação desta bomba-relógio colocada no vale de Fergana, na

Ásia Central, desempenhará um papel fundamental na garantia da paz regional. Se tal não acontecer, poderão desencadear-se confrontos sangrentos a partir deste vale, que se estenderão provavelmente até ao Sul da Ásia. Os países da Ásia Central são obrigados a despojar as potências mundiais que instalaram esta bomba-relógio deste elemento de ameaça e perigo.

Estratégia da água na Ásia Central;

Zero-Sum ou Win-Win

Resumo

T que o estabelecimento de uma confiança mútua entre os países ribeirinhos da Ásia Central, dificultado pelo atual entendimento que mantêm, resultou numa soma nula na gestão regional da água.

Este resultado equivale a um resultado de soma zero obtido a partir do que um país ganha e do que o outro país perde. Os países da Ásia Central têm a oportunidade de utilizar os recursos naturais disponíveis de forma racional, com um entendimento vantajoso para todos.

É muito importante ultrapassar esta barreira antes dos acordos a celebrar no futuro para resolver o problema da gestão da água na Ásia Central. Não existe uma fórmula mágica para o efeito. É uma questão de tempo que depende do impulso da cooperação e de uma interdependência justa entre os países e da governação dos países da Ásia Central de uma forma mais racional.

O que acontece se não chegarem a um acordo?

Embora seja urgente construir mais barragens e estas possam ser exploradas de modo a satisfazer as necessidades de todas as zonas ribeirinhas, continua a haver falta de vontade política em alguns países.

Mas é cada vez maior o risco de as pessoas procurarem alternativas radicais aos actuais sistemas em que vivem. No mínimo, se os governos não conseguirem resolver os seus problemas de água, as economias estagnarão e as suas relações externas com os Estados vizinhos agravar-se-ão.

Os conflitos fronteiriços estão cada vez mais militarizados. A região do vale de Ferghana é etnicamente diversa e é suscetível de ser o local de qualquer confronto entre os Estados. Um conflito nesta área provocaria provavelmente uma reação em cadeia em cada Estado e nenhum deles tem capacidade para lidar com as potenciais consequências (Tynan2014).

O conflito da água já afecta as pessoas de forma significativa na região. O nível de vida é muito baixo. O abastecimento de água não é de qualidade, os Invernos são frios, o gás e o carvão são caros e, nos últimos anos, o fornecimento de eletricidade tem vindo a falhar nestes três países. Os cortes de eletricidade são o novo normal, tanto nas zonas rurais como nas urbanas (Tynan 2014).

Deirdre Tynan, diretor do projeto para a Ásia Central do International Crisis Group, afirma no seu artigo que *"um conflito nesta zona provocaria provavelmente uma reação em cadeia em cada Estado e nenhum deles tem capacidade para lidar com as potenciais consequências*

Estratégia global para os recursos hídricos

Foram celebrados vários acordos e criados comités conjuntos sobre as águas transfronteiriças da bacia, que constituíam um importante objeto de litígio entre os países da região. No entanto, ainda não foi possível encontrar uma solução duradoura para a escassez de água na região. Esta situação, tendo também em conta a importância geo-estratégica em rápido crescimento da região, parece poder provocar novas tensões no futuro.

Os recursos hídricos ocupam um lugar crucial nas políticas de "perceção de segurança" orientadas para o futuro de muitos Estados no século XXI, sendo considerados um instrumento estratégico na política internacional.

Os Estados que assumirem o controlo dos recursos hídricos, cujo valor aumentará ainda mais devido às secas previstas em função das alterações climáticas num futuro próximo, terão a capacidade de controlar os movimentos populacionais, o fenómeno da migração, a produção agrícola, as condições sanitárias, as potenciais crises hídricas entre países e os conflitos e guerras devido à sua posição adquirida.

Assim, à estratégia do século XX de controlo das linhas de petróleo juntou-se, no século XXI, a estratégia de controlo dos recursos hídricos.

Desde a última década do século XX, as organizações internacionais, as empresas multinacionais, as organizações não governamentais, os governos nacionais e as entidades regionais têm tentado ter mais voz ativa na política da água. O impacto destes actores na determinação da política mundial da água tornou-se agora bastante óbvio. Os actores dominantes na política mundial da água esforçam-se por expandir a forma de colaboração e as relações interligadas que estabeleceram a nível mundial até às escalas nacional e local. A bacia do Aral, na Ásia Central, é uma dessas regiões.

"A questão da água na Ásia Central é um dos dossiers mais importantes que se encontram em aberto nas mesas de estratégia. Está em curso uma luta feroz entre as potências mundiais que tentam penetrar nesta região que tem estado fechada ao mundo exterior durante um longo período de tempo. Nesta luta, uma grande parte da qual ainda não saiu da obscuridade, as potências mundiais vizinhas que mantêm relações políticas e culturais de longa data com os países da Ásia Central têm algumas vantagens. Os desafios que estas vantagens colocariam às potências mundiais convidadas que se esforçam por chegar à região revelam perspectivas de que o jogo da conquista de uma posição geopolítica na Ásia Central poderá tornar-se renhido.

Países ricos em hidrocarbonetos vs. países pobres em água

As estratégias para conquistar uma posição geopolítica na região incluem políticas para dominar os recursos hídricos da região. Na Ásia Central, coexistem países ricos em hidrocarbonetos e pobres em água e, vice-versa, países ricos em água e pobres em petróleo e gás natural. Para além da distribuição desigual dos recursos hídricos, existem assimetrias político-económicas fundamentais entre os países da região. Este caso, que conduz à concorrência e ao conflito, complica a resolução do problema.

Num relatório recentemente publicado, o Grupo Internacional de Crise (ICG) afirma que as rivalidades políticas, o nacionalismo e a desconfiança também têm vindo a aumentar as tensões. O documento, intitulado Water Pressures in Central Asia, examina o impacto das questões relacionadas com a água nas zonas fronteiriças partilhadas no volátil Vale de Fergana; a escassez de água nas zonas urbanas; e as necessidades concorrentes de água e energia entre os três Estados ribeirinhos (Relatório ICG 2104).

Ásia Central e Cooperação

Os problemas da água, tal como no Médio Oriente, são considerados como a maior ameaça à segurança e estabilidade da Ásia Central. Atualmente, são feitos alguns planos para utilizar rapidamente as águas da Ásia Central, mas os países não conseguem estabelecer uma cooperação com base no interesse mútuo. Por conseguinte, o problema da água ameaça a segurança regional como uma bomba-relógio na Ásia Central. No entanto, a região continua a procurar estabelecer relações de cooperação sustentáveis com base em acordos bilaterais e multilaterais, bem como exemplos de cooperação a nível das bacias hidrográficas.

Existem algumas razões históricas que são eficazes para a continuação da procura de cooperação na Ásia Central. Por exemplo, algumas ideias e conceitos comuns remanescentes do período sob a administração central da URSS não desapareceram completamente nos países da Ásia Central. Por conseguinte, a desconfiança das comunidades da Ásia Central em relação umas às outras é diferente das crises de confiança no Médio Oriente, por exemplo. Apesar dos conflitos pela hegemonia na região, os povos da Ásia Central não têm muitas razões para sentirem ódio e inimizade históricos entre si. Uma vez que a geografia da Ásia Central tem estado misturada com a cultura turca durante séculos, a estrutura étnica da região não se assemelha a simples estruturas tribais como no Médio Oriente. Por conseguinte, a agitação social é a área mais importante a partir da qual se desenvolvem os problemas de segurança na região. Políticas socioeconómicas para eliminar os problemas sociais na

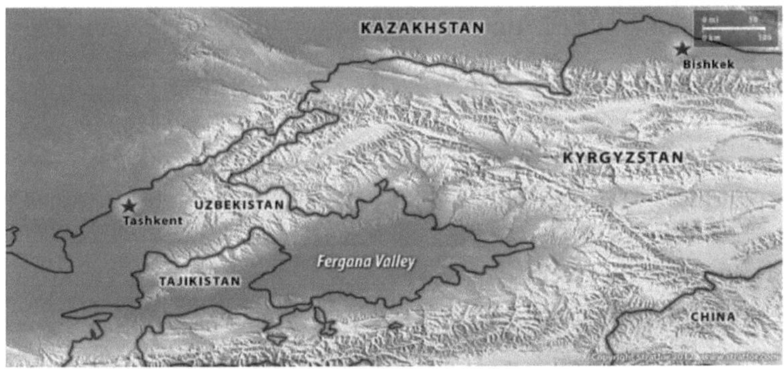

Figura 4. Vale de Fergana (Yildiz 2011 b)

As comunidades da Ásia Central serão o fator mais importante para garantir a estabilidade na região. A agitação social de base económica na região é o principal fator que aumenta a probabilidade de perturbações. Os desafios baseados na opressão e na desigualdade no abastecimento de água e na distribuição de terras em zonas muito específicas, como o vale de Fergana, são óbvios.

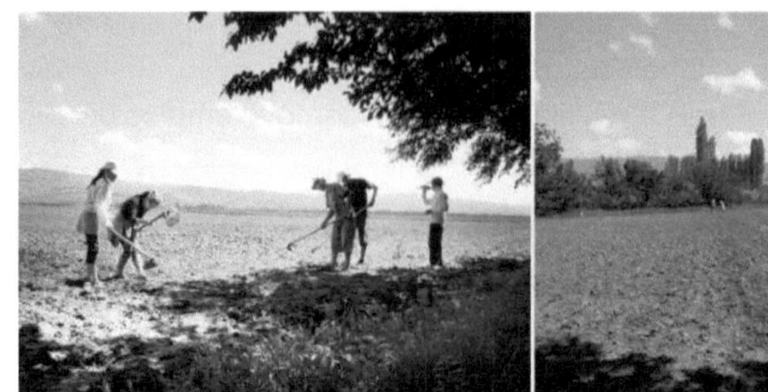

Foto 5. Vale de Fergana, Quirguizistão - Região de Osh-Uzgen. Foto: Dursun YILDIZ 20 de maio. 2011

Vale de Fergana[30]

Esta situação permite um ambiente e uma oportunidade essenciais para aqueles que fazem cálculos para transformar facilmente relações já frágeis num conflito.

O Quirguizistão, o Tajiquistão e o Uzbequistão partilham 3 681 km de fronteiras, dos quais 961 km são disputados. Muitos dos sectores em disputa situam-se no vale de Fergana[31] . O ciclo anual de competição pela água é exacerbado não só por problemas de gestão e de infra-estruturas, mas também por questões de delimitação e demarcação de fronteiras. Em 2012-2013, registaram-se 38 incidentes de segurança na fronteira entre o Quirguistão e o Usbequistão e 37 na fronteira com o Tajiquistão .[32]

Oficialmente, o Serviço de Fronteiras do Quirguistão afirma que o número diminuiu numa base anual desde 2010, mas os funcionários no terreno dizem que os números não reflectem o número real de disputas violentas. Referem também que a pressão sobre os recursos hídricos e terrestres está a intensificar-se .[33]

A situação política geral também deixou a sua marca: a tensão

[30] O vale de Ferghana é constituído pelas províncias de Batken, Jalalabad e Osh, no Quirguizistão, pela província de Soghd, no Tajiquistão, e pelas províncias de Ferghana, Namangan e Andijan, no Uzbequistão

[31] A fronteira entre o Quirguizistão e o Usbequistão tem 1 378 km, com 371 km em disputa; a fronteira entre o Quirguizistão e o Tajiquistão tem 970 km, com 403 km em disputa; a fronteira entre o Tajiquistão e o Usbequistão tem 1 333 km, com 187 km em disputa

[32] Pressões sobre a água na Ásia Central Crisis Group Europe and Central Asia Report N°233, 11 September 2014 Page 9

[33] Pressões sobre a água na Ásia Central Crisis Group Europe and Central Asia Report N°233, 11 September 2014 Page 9

interétnica no vale do Ferghana aumentou consideravelmente desde a violência étnica de junho de 2010 - principalmente pogroms anti-Uzbeque - em Osh, a segunda cidade do Quirguistão, que causou cerca de 470 mortos .[34]

Por conseguinte, a utilização racional e eficiente dos recursos hídricos na região desempenhará funções cruciais no que se refere a ser um elemento-chave no desenvolvimento socioeconómico e a desempenhar um papel dominante na redução das tensões sociais, permitindo que a água seja utilizada como um instrumento de cooperação e não como um problema, aliviando o clima. Não é fácil tomar medidas para assegurar a cooperação regional no domínio da hidropolítica dos rios da Ásia Central num período em que as coisas ainda não estão no seu devido lugar. No entanto, é evidente que se trata de uma questão essencial e determinante para a região. Há que compreender que a eclosão de um conflito fora da água neste domínio tem o potencial de provocar consequências que convidam à instabilidade e à entrada de potências externas na região, com um efeito dominó. Se se pode dizer que a petro-política ou a política do gás natural foram eficazes à escala global, então já se vê que a hidro-política terá um enorme impacto nas relações regionais na Ásia Central no futuro.

Deve entender-se que a cooperação no domínio da água na Ásia Central pode levar tempo, tal como outros exemplos no mundo. De facto, o principal obstáculo à realização de uma utilização eficaz da água na Ásia Central é o facto de os países da região não possuírem vontade política suficiente a este respeito. A região precisa de tempo para o fazer. No entanto, este período de tempo deve ser utilizado corretamente. Com efeito, a região ocupou o seu lugar na mesa de xadrez do sistema internacional durante os últimos 23 anos. Esta situação sugere que os movimentos na região têm dimensões internacionais ou mesmo que os movimentos no futuro serão efectuados sob esta pressão.

Neste contexto, o facto de alguns países da Ásia Central se terem esforçado por desenvolver os seus recursos hídricos individualmente, apoiando-se nas suas relações internacionais, aumentará a tensão e perturbará a estabilidade na região, que tem problemas étnicos artificiais, é semi-árida e sofre de escassez de água.

[34] Report of the Independent International Commission of Inquiry into the Events in Southern Kyrgyzstan", Kyrgyzstan Inquiry Commission, junho de 2010. Crisis Group Asia Report N°193, The Pogroms in Kyrgyzstan, 23 de agosto de 2010.

Neste contexto, não é possível resolver o problema da água na Ásia Central apenas pensando estrategicamente dentro dos limites da caixa de água. O problema da água na região deve ser abordado fora deste quadro, num contexto social, económico e político mais abrangente. Com efeito, os problemas da água na região têm uma relação direta com a procura de energia e a produção agrícola, bem como com as políticas de emprego dos países da região.

O que deve ser feito, o que não deve ser fazer?

Resumo

T desintegração do sistema centralizado de partilha de recursos hídricos e energéticos que a União Soviética impôs à região até ao seu colapso em 1991 foi a raiz dos problemas

O Quirguizistão e o Tajiquistão forneciam água ao Cazaquistão, ao Turquemenistão e ao Uzbequistão no verão e recebiam carvão, gás e eletricidade do Cazaquistão, do Turquemenistão e do Uzbequistão no inverno. O sistema entrou em colapso no final da década de 1990 e uma série de acordos e resoluções bilaterais e regionais concluídos nessa década não conseguiram resolver o problema.

Após o colapso da URSS em 1991, a Ásia Central passou a ser uma região onde existem rios transfronteiriços partilhados por países vizinhos de forma desproporcionada e ineficaz. Por conseguinte, os países da região devem cooperar na utilização da água transfronteiriça da forma mais eficiente possível.

Mas parece que os problemas de gestão da água entre o Quirguizistão, o Tajiquistão e o Uzbequistão estão a "tornar-se cada vez mais políticos" com o passar dos anos.

Foram implementados muitos projectos para que a região se abra ao mundo através de vários corredores. No entanto, a região necessita de uma união em termos de, pelo menos, semelhança na segurança e na perceção das ameaças. A interdependência deve ser desenvolvida através de um planeamento racional a médio e longo prazo, tendo em conta estas condições. O facto de os países da região terem caraterísticas de produção semelhantes pode ser considerado como um fator negativo no desenvolvimento destas relações. No entanto, as possibilidades de cooperação podem ser melhoradas através do desenvolvimento de diversos produtos e áreas de produção com a ajuda dos avanços tecnológicos. Mas, para que isso aconteça, é necessária uma liderança regional.

De facto, a democratização dos países da região é de grande importância para relações hidro-políticas saudáveis e orientadas para a solução na região. Os Estados da Ásia Central ainda conservam uma grande parte dos hábitos da administração anterior na esfera política. Os países da Ásia Central ainda se encontram num período de transição. Apesar das diferenças significativas entre estes novos Estados que se encontram em processo de transformação política, a semelhança mais importante é a ausência de uma tradição democrática e de uma compreensão competitiva do passado. Estes factores constituem o maior obstáculo ao estabelecimento de uma estrutura estatal baseada em princípios democráticos compatíveis com uma tendência dominante no ambiente internacional. O desenvolvimento democrático nestes países terá repercussões positivas na hidropolítica da região. A Ásia Central, que é obrigatória para a cooperação no domínio da água, precisa urgentemente dessas repercussões.

Cada governo tem utilizado a água como alavanca nestes conflitos e noutras relações com os seus vizinhos. Por exemplo, quando o Uzbequistão bloqueou o tráfego ferroviário de mercadorias em 2013, os tajiques disseram ao seu homólogo uzbeque para deixar passar os comboios, caso contrário o Uzbequistão "não receberia água"[35] . A competição pelos recursos hídricos e terrestres entre os países está a alimentar as tensões. Para além de outros desafios, os problemas da água contribuem para o sentimento geral de instabilidade política e socioeconómica

Embora se trate de uma necessidade urgente, parece que a Ásia Central precisa de tempo para resolver os problemas da água. Parece difícil encurtar esse tempo. No entanto, há que evitar que o problema se agrave e se torne

[35] Relatório ICG 2104 "Water Pressures in Central Asia Europe and Central Asia Report" N°233 |.11 September 2014 International Crisis Group.Pp:1

crónico durante esse período de tempo. Por conseguinte, o mais importante não é o que os países da região devem fazer num futuro próximo em termos de projectos regionais no domínio da água, mas o que esses países não devem fazer para não agravar os problemas nos seus próprios países. Por outras palavras, estes países devem tomar medidas concretas, principalmente nos seus próprios países, para utilizar a água de forma mais eficiente para os seus próprios interesses.

Nas condições actuais, é difícil encontrar uma solução para o problema da gestão da água na Ásia Central através de projectos centrais que todos os países apoiem com base nas bacias hidrográficas. É por isso que devem ser encorajados os projectos a serem produzidos para implementar projectos para uma utilização mais eficiente das águas destes países. Estas medidas podem ser coordenadas por uma organização de cúpula. Quando estes desenvolvimentos no país chegarem a uma determinada fase, os países da Ásia Central poderão dar todo o apoio a um projeto conjunto para a região.

Assim, a verdadeira contribuição dos países da Ásia Central para a resolução do problema da água será materializada através de pequenos passos concretos no sentido de utilizar a água no seu próprio país de forma mais eficiente, racional e planeada, e não através de um apoio esperado a projectos conjuntos da Basin Scale.

Tal como acima referido, é obrigatória uma abordagem de colaboração no que respeita às questões da água na Ásia Central. A perspetiva de afundamento do terreno político em que a água é utilizada como uma ameaça não é improvável, embora devam ser envidados esforços para não agravar o problema da água e para que esta não provoque tensões políticas, pelo menos à escala local e nacional, na região. Porque os poderes que querem controlar as rápidas mudanças na região podem manter o desejo de implementar os seus planos sobre a água. Isto equivalerá a fazer da água, direta ou indiretamente, um instrumento da política regional.

A água, no século XXI, tornou-se um recurso natural sobre o qual se desenvolvem estratégias importantes. Por outras palavras, este século será um século em que a água estará na ordem do dia muito mais como um recurso geopolítico. Isto significa que as questões relacionadas com a água serão discutidas no terreno político com mais frequência e tornar-se-ão uma questão atual, e que a Ásia Central será uma dessas regiões.

O facto de a água se tornar uma ameaça política na região não é uma questão inevitável. De facto, à medida que os anos passam, torna-se mais claro que o futuro da Ásia Central reside na cooperação transfronteiriça com a ajuda de uma nova diplomacia hídrica.

O que fazer em resumo (principais conclusões)

1. Deve ser identificada uma estratégia comum de desenvolvimento para a agricultura e a energia na região
2. Utilizar a construção da barragem de Rogun como um projeto catalisador para uma nova política hídrica melhorada na região
3. Garantias claras sobre os regimes de libertação de água durante todo o ano para os países a jusante, seguidas por uma organização independente
4. O Quirguizistão e o Tajiquistão devem apresentar um plano de exploração das barragens que seja benéfico para todos os países.
5. Melhorar a governação da água a todos os níveis (local, regional, nacional)
6. Deveria haver acordos separados sobre o Syr Darya e o Amu Darya
7. Rápido desenvolvimento da energia hidroelétrica e exportação de energia para o exterior
8. Aceitar "não fazer individualmente" em vez de "o que fazer em comum"

Referências

Asia's Next Challenge: Securing the Region's Water Future 2009 um relatório do Grupo de Liderança para a Segurança da Água na Ásia abril de 2009

Estudos de avaliação para o projeto proposto de aproveitamento hidroelétrico de Rogun no Tajiquistão 1 de setembro de 2014 http://www.worldbank.org/en/region/eca/brief/rogun-assessment-studies

"Avaliação dos riscos regionais na Ásia Central: Responding to Water, Energy, and Food Insecurity" Gabinete Regional do Programa das Nações Unidas para o Desenvolvimento para a Europa e CEI Nova Iorque janeiro de 2009

Relatório do Crisis Group sobre a Ásia N°34, Central Asia: Water and Conflict, 30 de maio de 2002; "Kyrgyz DCM Discusses Difficulties", telegrama da Embaixada dos EUA em Tashkent, 24 de março de 2006, tornado público pelo WikiLeaks.

Relatório n.º 93 do Crisis Group sobre a Ásia, The Curse of Cotton: Central Asia's Destructive Monoculture, 28 de fevereiro de 2005.

Djalili R. M. ve Kellner. T. 2009, "Yeni Orta Asya Jeopolitigi" SSCB'nin bitiminden 11 Eylul sonrasina Qev. Re§at Uzmen. Bilge Kultur Sanat. Kasim 2009 Istambul

Dukhovny, A.V, e Schutter, J. 2011 Water in Central Asia. Balkema 2011 Londres.

EDB. 2008. "Recursos hídricos e energéticos na Ásia Central: Utilization and Development Issues". Disponível em http://www.eabr.org/media/img/eng/research-and-publications/AnalyticalReports/Report_2_water_and_energy_EDB.pdf,

Fedorenko V.2012 "Central Asia: From Ethnic To Civic Nationalism" (Do nacionalismo étnico ao nacionalismo cívico) RETHINK PAPER .MARÇO 2012. Instituto Rethink Washington, DC. www.rethinkinstitute.org

Froebrich, J., O. Olsson, e M. Bauer. 2006. "Operação melhorada de barragens na bacia do rio Amu Darya, incluindo aspectos transfronteiriços". In: Dams and Reservoirs, st Societies and Environment in the 21 Century - Berga et al (eds), 2006 Taylor & Francis Group, Londres.

Fundamentals of Water Strategy of the Aral Sea Basin, 1996.

ICG. 2002. "Central Asia: Water and Conflict", Relatório nº 34. Disponível em http://www.reliefweb.int/library/documents/2002/icg-uzb-30may.pdf,

Relatório do ICG 2104 "Water Pressures in Central Asia Europe and Central Asia Report" N°233 |.11 setembro de 2014 International Crisis Group.

Bucknall, J., em tudo. 2003 " Irrigation in Central Asia "Social, Economic and Environmental Considerations" The World Bank, fevereiro de 2003

Lahmeyer 2006 Volume 3 D - Hidrologia

Libert, B., E. Orolbaev, e Y. Steklov. 2008. "Water and Energy Crisis in Central Asia". China and Eurasia Forum Quarterly 6(3):9-20.

Libert, B., E. Orolbaev, e Y. Steklov. 2008. "Water and Energy Crisis in Central Asia". China and Eurasia Forum Quarterly 6(3):9-20.

Natalia Rogozhina, "Конфликтный потенциал водных рес урсов Центральной Азии" ["Potencial de conflito dos recursos hídricos na Ásia Central"], Россия и новые государства Евразии [A Rússia e os novos Estados da Eurásia], n.º. 1 (2014)

Niyazi, A. 2003. "Tajikistan: Its Hydropower Resources and the Problems of Their Use". Central Asia and the Caucasus 4(22):15-22.

OSHPC Barki Tojik 2013 "Estudo de avaliação técnico-económica para o projeto de construção hidroelétrica Rogun .Hydrology" - janeiro de 2013 Relatório n.º P.002378 RP 07 rev.D.

Rahimov, S.2009," Impacts of climate change on water resources in Central Asia" Documentos CIDOB. Ásia, ISSN-e 1697-381X, N°. 25, 2009 (Edição dedicada a: Gestão dos recursos hídricos na Ásia Central. Questões regionais e internacionais em jogo), páginas 33-56

Schmidt, R. 2008. "Para a frente e para cima". Revista Water Power. Disponível em http://www.waterpowernagazine.com/story.asp?storyCode=2049809,

Seversky, I.V.; Tokmagambetov, T.G. (2004) Current glaciation degradation of mountains of the Southeast Kazakhstan. Almaty, 2004.

Stephen Hodgson "Strategic Water Resources in Central Asia in Serach of a new international legal order. EUCAM Monitorização da UE para a Ásia Central. N.º: 14 de maio de 2010 CEPS Centre for European Policy Studies.

Spoor M. e A. Krutov. 2003. The "Power of Water" in a Divided Central Asia" [O "Poder da Água" numa Ásia Central Dividida]. Perspectives on Global Development and Technology 2(3- 4):593-614

Stuart Horsman.2001 "Water in Central Asia: Regional Cooperation or Conflict? " Em *Central Asian Security: the New International Context,* editado por Roy Allison e Lena Jonson. Washington: Brookings Institution Press, 2001, p. 72.

Tegini. Z.A.,2014 "Russian Hydro Policy in Central Asia" Perspetiva Académica 15 de março de 2014

Tynan. D.,2014 "Central Asia's intensifying water dispute" 12.09 2014 http://www.dw.com/en/central-asias-intensifying-water-dispute/a-17917965

ONU SPECA. 2004. "Diagnostic Report on Water Resources in Central Asia", disponível em http://www.unece.org/speca/pdf/wer/effuse_e.pdf

Uslu. K,Ongel. V,Sozen. I, "Aral Golu Havzasindaki Su Kaynaklarinin Orta Asya Ulkelerinin Surdurulebilir Buyumelerine Etkisi" Marmara Universitesi i.i.B.F.Dergisi Yil:2011 Cilt XXX. Sayi: 1 s. 141-162

Valentini K.L., Orolbaev E.E, Abylgazieva A.K. - B.: 2004. Água problemas da Ásia Central. Instituto Internacional de Investigação Estratégica sob a égide do Presidente da República do Quirguistão, Socinformburo, Friedrich-Ebert- Stiftung na República do Quirguistão

Recursos hídricos e energéticos na Ásia Central: Utilization and Development Issues 2008 O relatório é produzido pelo Departamento de Estratégia e Investigação do Banco Eurasiático de Desenvolvimento 24 de abril de 2008

Wegerich, K., O. Olsson, e J. Froebrich. 2007. "Reliving the past in a changed environment: Hydropower ambitions, opportunities and constraints in Tajikistan". Política Energética 35:3815-3825

Yildiz.D., 2011a Orta Asya'nin Stratejik Sulari. Truva Yayinlari.istanbul (em turco)

Yildiz,D.,2011b Orta Asya'nin Saatli Bombasi:Su Sorunu. Truva Yayinlari. istanbul (em turco)

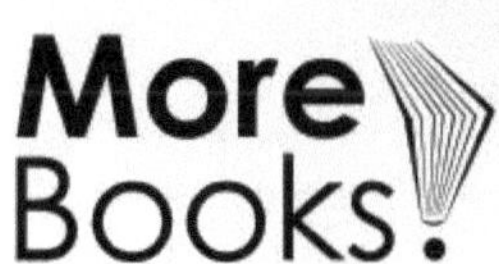

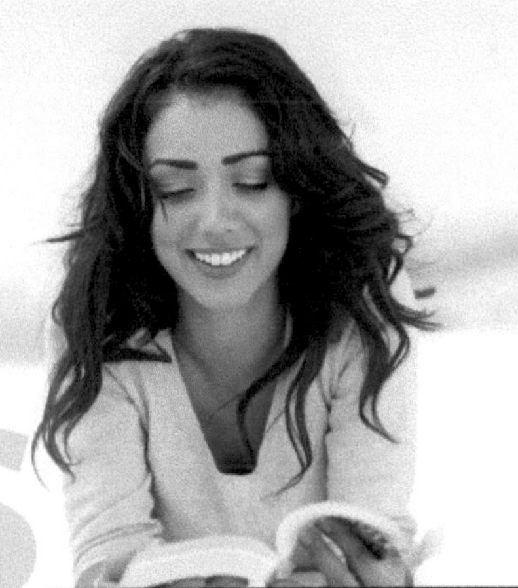

yes

I want morebooks!

Buy your books fast and straightforward online - at one of world's fastest growing online book stores! Environmentally sound due to Print-on-Demand technologies.

Buy your books online at
www.morebooks.shop

Compre os seus livros mais rápido e diretamente na internet, em uma das livrarias on-line com o maior crescimento no mundo! Produção que protege o meio ambiente através das tecnologias de impressão sob demanda.

Compre os seus livros on-line em
www.morebooks.shop

info@omniscriptum.com
www.omniscriptum.com

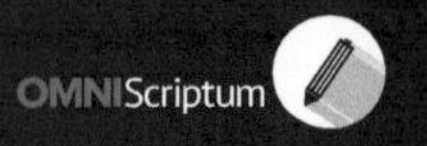

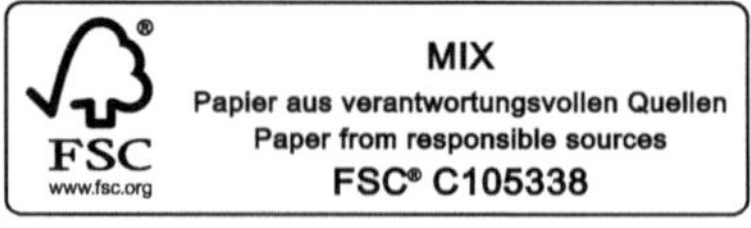

Printed by Books on Demand GmbH, Norderstedt / Germany